U0189155

Reconstructive and Aesthetic Genital Surgery

私密部位整形美容外科学

原著 [德] Philip H. Zeplin

主译 王明刚 赵卫东

中国科学技术出版社

·北京·

图书在版编目（CIP）数据

私密部位整形美容外科学 / (德) 菲利普·H. 泽普林 (Philip H.Zeplin) 原著；王明刚，赵卫东主译.
— 北京：中国科学技术出版社，2020.9（2022.5 重印）

ISBN 978-7-5046-8741-8

Ⅰ.①私… Ⅱ.①菲… ②王… ③赵… Ⅲ.①美容－整形外科学 Ⅳ.① R622

中国版本图书馆 CIP 数据核字 (2020) 第 136314 号

著作权合同登记号：01-2020-4773

Copyright © 2020 of the original English language edition by Georg Thieme Verlag KG，Stuttgart，Germany.
Original title：*Reconstructive and Aesthetic Genital Surgery, 1e*
By Philip H. Zeplin
Illustrated by Holger Vanselow, Stuttgart, Germany
《私密部位整形美容外科学》（第 1 版）英文原版由德国斯图加特的 Georg Thieme Verlag KG 于 2020 年出版，版权归其所有。作者：[德] 菲利普·H. 泽普林（Philip H. Zeplin）。插图：[德] 霍尔格·范塞洛（Holger Vanselow）。

策划编辑	王久红	焦健姿
责任编辑	王久红	
装帧设计	佳木水轩	
责任印制	李晓霖	

出　　版	中国科学技术出版社
发　　行	中国科学技术出版社有限公司发行部
地　　址	北京市海淀区中关村南大街 16 号
邮　　编	100081
发行电话	010-62173865
传　　真	010-62179148
网　　址	http://www.cspbooks.com.cn

开　　本	889mm×1194mm　1/16
字　　数	257 千字
印　　张	13.5
版　　次	2020 年 9 月第 1 版
印　　次	2022 年 5 月第 2 次印刷
印　　刷	天津翔远印刷有限公司
书　　号	ISBN 978-7-5046-8741-8 / R·2589
定　　价	180.00 元

（凡购买本社图书，如有缺页、倒页、脱页者，本社发行部负责调换）

译者名单

主　译　王明刚　赵卫东

副主译　赵李平　褚燕军

译　者（以姓氏汉语拼音为序）

陈峥峥	中国科学技术大学附属第一医院安徽省立医院	妇产科
褚燕军	中国科学技术大学附属第一医院安徽省立医院	整形外科
方　泓	中国科学技术大学附属第一医院安徽省立医院	整形外科
胡卫平	中国科学技术大学附属第一医院安徽省立医院	妇产科
郎中亮	中国科学技术大学附属第一医院安徽省立医院	整形外科
林　涛	中国科学技术大学附属第一医院安徽省立医院	整形外科
彭　程	中国科学技术大学附属第一医院安徽省立医院	妇产科
任萍萍	中国科学技术大学附属第一医院安徽省立医院	妇产科
水庆付	中国科学技术大学附属第一医院安徽省立医院	整形外科
王明刚	中国科学技术大学附属第一医院安徽省立医院	整形外科
汪　凯	中国科学技术大学附属第一医院安徽省立医院	整形外科
尹光迪	中国科学技术大学附属第一医院安徽省立医院	整形外科
于明月	中国科学技术大学附属第一医院安徽省立医院	妇产科
张爱君	中国科学技术大学附属第一医院安徽省立医院	妇产科
张　娅	合肥市第一人民医院　整形美容中心	
张　影	中国科学技术大学附属第一医院安徽省立医院	妇产科
赵李平	中国科学技术大学附属第一医院安徽省立医院	整形外科
赵卫东	中国科学技术大学附属第一医院安徽省立医院	妇产科
钟晓红	中国科学技术大学附属第一医院安徽省立医院	整形外科
朱美玲	中国科学技术大学附属第一医院安徽省立医院	妇产科

主译简介

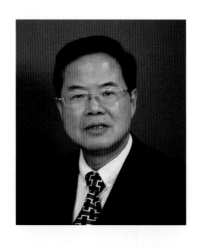

王明刚，主任医师、教授，中国科学技术大学附属第一医院（安徽省立医院）整形外科学术主任，硕士研究生导师。从事整形美容外科30余年，擅长女性私密整形及修复，对眼睑、鼻、乳房美容整形手术及瘢痕疙瘩的综合治疗有丰富的临床经验。兼任安徽省医学会整形外科学分会第一、二届主任委员，中华医学会整形外科学分会第八、九届全国委员，中国医师协会美容与整形分会第一、二、三届全国委员，中国整形美容协会抗衰老分会副会长。

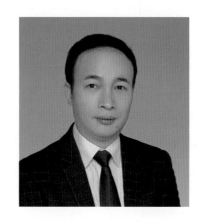

赵卫东，医学博士，中国科学技术大学附属第一医院（安徽省立医院）妇产科行政主任，主任医师，教授，博士研究生导师。从事妇产科临床工作近30年，擅长妇科微创手术，外阴恶性肿瘤根治术及其修复。兼任安徽省医学会妇科肿瘤分会主任委员，安徽妇幼保健协会生殖免疫与遗传专业委员会主任委员。

内容提要

本书由欧洲生殖器外科专家团队撰写，国内私密整形外科与妇科学知名专家领衔主译。首次成功地将整形外科、妇科、泌尿外科和皮肤科联系起来，融合多学科专家的重要见解和经验；全面覆盖先天性和后天性异常或缺陷的重建（包括功能性和审美性），其中儿童生殖器官手术囊括所有的畸形，如异位睾丸、包茎、尿道下裂、阴道畸形、直肠阴道瘘等；大量的案例研究，分享手术技术与病例心得；300余幅高质量的彩色照片，让手术技巧直观可视；客观评估手术风险并提前预防处理。本书可作为生殖器外科领域的高度专业化培训教材。

原书编者名单

原 著

Philip H. Zeplin, MD
Medical Director
Plastic and Reconstructive Surgeon, Hand Surgeon
Schlosspark Klinik Ludwigsburg
Ludwigsburg Institute of Plastic Surgery LIPS
Ludwigsburg, Germany

参编者

Dominik Boliglowa, MD
Board Certified Plastic Surgeon
Private Practice "Dominik Boliglowa Chirurg
    Plastyk"
Krakow, Poland

Ada Borkenhagen, PhD
Associate Professor
University Clinic for Psychosomatic Medicine and
    Psychotherapy
University Hospital Magdeburg
Magdeburg, Germany

Judith J. Dekker, MD
VU University Medical Center Amsterdam
Amsterdam, Netherlands

Gabriel Djedovic, MD
University Hospital for Plastic, Reconstructive and
    Aesthetic Surgery
Medical University of Innsbruck
Innsbruck, Austria

Aref El-Seweifi, MD
Masculine Specialty Practice for Urology
Berlin, Germany

Stefan Emmes, MD
Plastikkirurgisk Institutt AS
Rådal, Norway

Robinson Ferrara, MD
Westpfalzklinikum
Clinic for Obstetrics and Gynecology
Kirchheimbolanden, Germany

Reinhard W. Gansel
Laser Medizin Zentrum Rhein-Ruhr
Essen, Germany

Sabrina Hoormann, MD
Sophienklinik
Specialist Clinic for Plastic and Aesthetic Surgery
Stuttgart, Germany

Raphael G. Jakubietz, MD
Professor
Department of Trauma, Hand, Plastic and Reconstructive

Surgery (Department of Surgery II)
University Hospital Würzburg
Würzburg, Germany

Refaat B. Karim, MD
Amstelveen Clinic
Amstelveen, The Netherlands

Ingo Kuhfuß, MD
Department of Plastic and Aesthetic Surgery, Hand
    Surgery
Kath. Krankenhaus Hagen
St.-Josefs-Hospital
Hagen, Germany

Henrik Menke, MD
Professor
Department of Plastic and Hand Surgery, Specialized
    Burn Center
Sana Klinikum Offenbach
Offenbach, Germany

Thomas Meyer, MD
Professor
Department of General, Visceral, Vascular and
    Pediatric Surgery (Surgery I)
University Hospital Würzburg
Würzburg, Germany

Susanne Morath, MD
Private Practice for Plastic and Aesthetic Surgery
Munich, Germany

Marwan Nuwayhid, MD
Medical Director
LANUWA Aesthetic Surgery Clinic
Leipzig, Germany

Ulrich M. Rieger, MD
Associate Professor
Clinic for Plastic and Aesthetic Surgery,
    Reconstructive and Hand Surgery
Agaplesion Markus Hospital
Frankfurt, Germany

Juergen Schaff, MD
Private Practice for Plastic and Aesthetic Surgery

Munich, Germany

Stefan Schill, MD
Nofretete Clinic for Plastic and Aesthetic Surgery
Bonn, Germany

Susanne Schinner, MD
Private Practice for Plastic and Aesthetic Surgery
Munich, Germany

Frank Schneider-Affeld, MD
Clinic for Plastic Surgery and Gynecology
Neumünster, Germany

Michael Sohn, MD
Professor
Head of Department of Urology
Agaplesion Markus Hospital
Frankfurt, Germany

Peter Stosius, MD
Private Practice for Gynecology Dr. Stosius
Starnberg, Germany

Dietmar J. O. Ulrich, MD
Professor
Head of Plastic Surgery
University Hospital for Hand and Reconstructive
    Surgery
Radboud University Medical Center
Nijmegen, The Netherlands

Dominik von Lukowicz, MD
Private Practice for Plastic and Aesthetic Surgery
Munich, Germany

Philip H. Zeplin, MD
Medical Director
Plastic and Reconstructive Surgeon, Hand Surgeon
Ludwigsburg Institute of Plastic Surgery LIPS
Schlosspark Klinik
Ludwigsburg, Germany

Ulrich Eugen Ziegler, MD
Private Practice for Plastic and Aesthetic Surgery
Stuttgart, Germany

原书序

作为一个年轻的亚专业，私密部位整形美容外科已显示出快速成长的趋势，这在 10 年前是很难想象的。

多位不同学科的专家，包括有整形外科和妇科的专家，还有来自泌尿外科、皮肤病学和心理学的专家，都为这个全新的亚专业提供了宝贵的见解和经验。

对于这样一个充满活力的全新领域，最重要的是要编写一部实用的教材，将各领域专家的知识和经验完美融合在一起，为感兴趣的同道提供助力。

Dr. Zeplin 目前撰写的这部著作非常出色，已经向这一目标迈出了非常重要的一步。

对于任何想从事私密部位整形美容外科的人来说，本书将是一个很好的开始，并为日后的工作实践打下坚实的理论基础。

毋庸置疑，知识与经验的深度和广度在未来几年将大大增加。我期待看到作者未来努力的结果，将私密部位外科的众多新发展纳入下一版著作中。

我希望读者能从这部具有开创性的最新著作中获得更多启迪。

Stephan Günther, MD

Düsseldorf, 2019 年夏

译者前言

近年来，随着人民生活水平的不断提高，私密部位整形美容的需求日益增加，在整形美容领域独领风骚。国外已出版了多部经典的私密部位整形美容手术指南，但在国内该领域的专业著作还很缺乏。国内临床一线整形美容医师、妇产科医师、泌尿外科医师十分渴望有一部私密部位整形美容外科学的参考书，用以指导临床实践，解除患者的病痛，满足其日益高涨的个性化需求。

德国 Ludwigsburg 整形外科研究所的 Philip H. Zeplin 教授是享誉全球的整形美容专家，在私密部位整形美容外科的临床工作成就卓越。Philip H. Zeplin 教授联合 20 余名来自德国、荷兰、奥地利、挪威、波兰等多国的资深专家共同编写本书，这些专家分别来自整形外科、妇产科、泌尿外科和皮肤科，在各自最擅长的领域结合大量临床实践病例资料撰写了相关章节，代表了当今该领域的最高水平。本书收录了 380 余幅珍贵的插图和照片，深入浅出地讲解了私密部位相关解剖、适应证、手术技巧及并发症处理，帮助读者轻松学习与运用，是一本不可多得的专业指导书和相关从业人员的必备参考书。

本书引进自世界知名的 Thieme 出版社，德语版于 2017 年出版，英文版于 2019 年出版。在中国科学技术出版社的大力支持和帮助下，我们在英文版的基础上翻译了本书。本书的翻译工作均是各位译者在繁忙的工作之余完成的，在此向付出辛勤劳动的各位译者表示衷心的感谢！尽管在翻译过程中，我们力求忠于原著，但由于个人风格和国情差异，书中可能存在一定的不足或疏漏，恳请各位读者予以指正，以便再版时更正。

中国科学技术大学附属第一医院安徽省立医院 整形外科

中国科学技术大学附属第一医院安徽省立医院 妇产科

原书前言

　　媒体对私密部位外科的描述引导了公众对其的普遍看法，并增加了人们对这一主题的兴趣。毫无疑问，这种兴趣的焦点在于生殖器的美容手术，尤其是小阴唇矫正手术。然而，私密部位外科绝不是美容行业的分支，它仅仅反映了这个时代的某种理念。相反，长期以来外科医师一直致力于消除男性和女性外生殖器的先天性或后天性异常，因此才有了私密部位整形美容外科。在这些高度敏感的身体部位进行外科手术干预需要具备详细的解剖学知识和扎实的外科技术，这超出了整形外科医师、妇科医师、泌尿科医师或皮肤科医师各自专业的训练范围。

　　私密部位外科是一个跨学科的领域。身体上的不适或审美上的敏感常与情绪心理上的共病有关。在整体治疗体系下，这些情况需要加强治疗，不能忽视。通过这本书，我们试图将私密部位外科的概念从"仅作为解决单纯生活方式的医学"这种普遍观念中解放出来。私密部位外科是一个复杂的领域，需要高度专业化的培训。私密部位重建可以帮助许多因创伤或肿瘤手术而导致畸形或缺陷的患者，即便是私密部位的整形美容也将为患者带来更多益处。本书所述反映了一个全新的跨学科工作领域，其中的观点和经验来自从事私密部位外科的整形外科、小儿外科、泌尿外科和皮肤病学科等各学科的著名专家。

　　这个领域的复杂性需要进一步界定。对于经典的临床症状，像泌尿学科中的包皮环切、妇科中的阴道松弛和脱垂治疗、皮肤病学科中的皮肤肿瘤治疗，在本书中没有介绍。对于上述这些内容，我们希望读者可以参考各学科的专业著作和文献。而编写本书，主要是希望可以为所有以私密部位外科为具体研究方向的专家提供一部合适的参考书。

　　没有人的观点是绝对正确的，而且私密部位外科也在不断发展中，所以我们会定期更新著作中的内容。为此，我们呼吁所有在私密部位外科领域积极工作的同道们将来都能参与本书新版的修订工作。

Philip H. Zeplin, MD

目　录

第二篇　功能性美容外科

第一篇　整形重建外科
Plastic Reconstructive Surgery

第1章 基本原理与原则
Fundamentals and Principles

D. Ulrich　G. Djedovic　U. M. Rieger　著

褚燕军　译

王明刚　校

一、外阴阴道缺损的病因

外阴缺损的原因有很多，外阴肿瘤是主要病因。它约占女性生殖系统所有恶性疾病的 5%，约占女性所有恶性肿瘤的 1%。外阴癌在五六十岁后发病逐渐增多（图 1-1）。Taussig（1940 年）[12] 和 Way（1948 年）[13] 所述的改良根治性外阴切除术包括将区域淋巴组织、原发肿瘤和邻近外阴组织整块切除，并设计动员周围包括皮肤和脂肪组织的大型复合皮瓣修复。然而，根治性外阴切除联合双侧腹股沟淋巴结清扫术也是一种成熟的手术方法。

对于广泛的外阴癌，已经扩散到邻近器官，如尿道、膀胱、直肠，若这些患者一般健康状况良好并将远处肿瘤转移排除在外，由于目前在手术治疗和围手术期护理方面的进步，可以进行广泛的肿瘤切除手术。这种手术通常包括外阴前部、后部或根治性外阴全部切除和腹股沟股淋巴结清扫术，这将在外阴部留下很大的组织缺损（图 1-2）。

近几十年来，外阴上皮内瘤变的发病率显著增加，尤其是在年轻女性中。对于弥漫性疾病，治疗上可以考虑行外阴皮肤剥除术。Rutledge 和 Sinclair 在 1968 年首次描述了这种手术 [9]，它只在真皮水平上产生缺损（图 1-3）。对于多灶性弥漫性外阴原位癌而言，这种手术是一种较为保守的治疗方法。与全外阴切除术相比，该手术的美容效果要好得多，而且性感觉受到的损害也更小。然而，这种干预治疗往往会给患者带来沉重的精神负担，因为她们通常都很年轻。

恶性黑色素瘤约占外阴恶性肿瘤的 3%，根据其分期，需要广泛切除（图 1-4）。

对于阴道和外阴部位的血管畸形或血管瘤，需要在儿童或成人进行手术矫正（图 1-5）。其他先天性异常如阴道闭锁，也需要早期进行生殖器官重建。

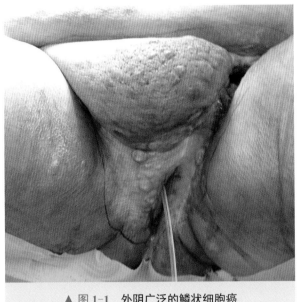

▲ 图 1-1　外阴广泛的鳞状细胞癌

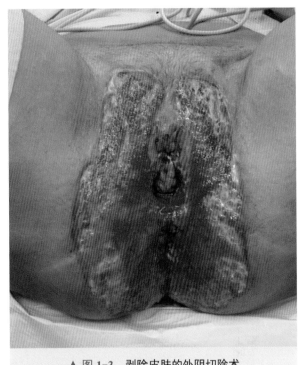

▲ 图 1-3　剥除皮肤的外阴切除术

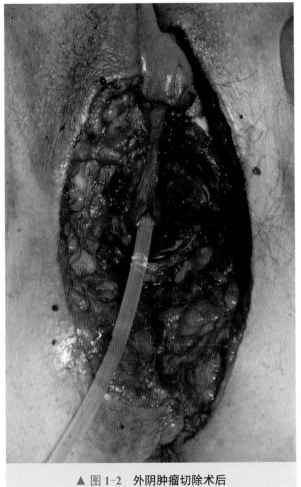

▲ 图 1-2　外阴肿瘤切除术后

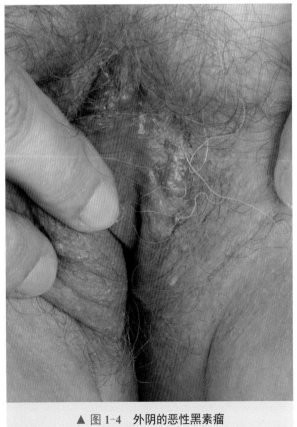

▲ 图 1-4　外阴的恶性黑素瘤

除了恶性疾病外，坏死性筋膜炎也可导致广泛的外阴缺损（图1-6）。外阴部剃毛和扎孔置环的增多流行与这一疾病患病率的增加是相一致的。

会阴撕裂也是引起外阴会阴缺损的原因之一。阴道分娩时发生的软组织损伤的严重程度分为四度（表1-1）。

表1-1 软组织损伤的分类

分 度	表 现
I	大阴唇后连合区皮肤和皮下组织撕裂伤
II	I度表现＋直肠阴道隔表层肌肉组织的撕裂，也就是浅层和深层的会阴横肌和球海绵体肌的撕裂
III	II度表现＋肛门外括约肌撕裂伤（IIIa度＜50%；IIIb度＞50%）及肛门内括约肌撕裂伤（IIIc度）
IV	III度表现＋肛门内括约肌撕裂伤及直肠的撕裂

I度或II度会阴撕裂的发生率为10%～15%。严重的会阴撕裂（III度或以上）约占所有阴道分娩的1%，是导致肛门失禁的最常见原因，严重影响患者的生活质量。因此，她们应该在产后立即接受治疗。但是，会阴撕裂伤的后遗症，尤其是瘢痕和遗留的软组织缺损，经常困扰身体的症状需要手术治疗。这同样适用于外阴切开、外伤或烧伤等手术后出现的缺损或瘢痕（图1-7）。

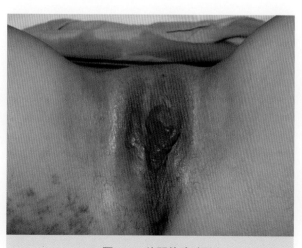

▲ 图1-5 外阴静脉畸形

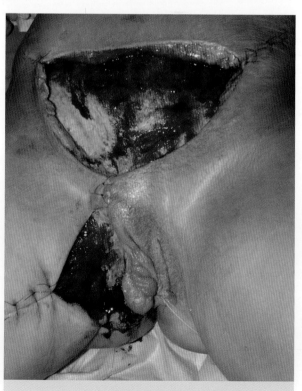

▲ 图1-6 坏死性筋膜炎继发的会阴部缺损

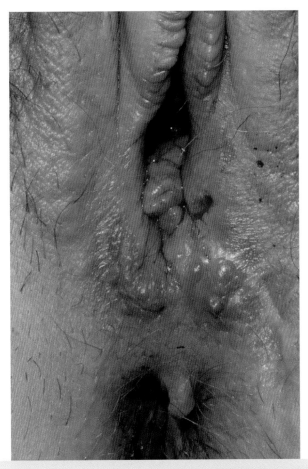

▲ 图 1-7　会阴切开术后疼痛性瘢痕（左侧）和Ⅱ度会阴撕裂伤后软组织缺损（右侧）

二、外阴重建的原则

　　女性性别的外部识别是在主要性别特征和次要性别特征的基础上进行的。手术治疗外阴恶性肿瘤或外阴创伤，若造成外阴广泛缺损，除了功能性损害外，还会严重影响患者的身体形象和自信心。重建手术措施，以恢复外阴的形态一再被推荐，但往往不是常规执行。虽然许多高度发达的外科技术重建女性乳房已成为一个常规临床实践的一部分，但以重建生理性外阴和重建符合解剖学的阴道标准来治疗先天性异常、肿瘤切除或广泛的软组织缺损的技术远远不够先进。

　　生殖部位重建手术必须特别注重生殖和排泄的生理特征的恢复。无论手术是否涉及外阴部位的基本重建或者手术、放疗后功能损害的二期修复，治疗的目的一方面应该包含恢复生理解剖和自然功能的平衡，另一方面治愈疾病与获得高度的患者满意度。这一点在年轻患者中尤为明显，她们可能因为之前的妇科根治手术而遭受严重的性心理障碍。

　　此外，必须记住恶性肿瘤在外阴部位容易复发。因此，当局部皮瓣被应用时，应小心选择一种方法，以便于其他局部皮瓣或区域重建方案的选择。例如，大多数患者不需要 V-Y 皮瓣重建外阴，但通常可以通过阴部大腿皮瓣达到理想的效果。这意味着，在恶性肿瘤复发的情况下，V-Y皮瓣重建仍然是一个选择。另外，使用 V-Y 皮瓣进行初级重建，通常会妨碍以后用阴部大腿皮瓣进行重建。

近年来，筋膜皮瓣在外阴和阴道中、小型缺损的治疗中，超过了肌皮瓣，越来越受到青睐。肌皮瓣由于它们的体积大，通常敏感度较差。此外，患者经常被大腿或腹部供体部位可见的瘢痕所困扰。如果有大面积的组织缺损，有大的创面空腔、复发及前期曾行放射治疗，则肌皮瓣仍是首选。当缺损深度需要较厚的皮瓣或切除范围太广以至于局部筋膜皮瓣已不能满足需要时，就使用这些肌皮瓣。通过肌皮瓣大圆弧旋转，提供了一种很好的重建方法。由于放射治疗或根治性肿瘤手术，受累组织的血流灌注往往较差，肌皮瓣还可以保证组织中有足够的血液供应。

通常，不同皮瓣技术的组合用于修复复杂的缺损，这些皮瓣也包括筋膜皮瓣和肌皮瓣。在本质上，最终的治疗成功取决于正确的患者选择，正确选择手术技术，以及技术的正确应用。

注意：成功修复缺损的重要因素包括以下几种。
- 患者选择。
- 正确选择手术技术。
- 技术的正确应用。

根据 Salgarello 等[10]的观点，重建外阴和阴道的理想皮瓣应满足以下几点。
- 用相似厚度的带血管蒂的组织瓣填充缺损。
- 包括应用可变化大小的组织瓣来修复较小和较大的缺损。
- 确保功能恢复。
- 当患者坐下或行走时，不会产生任何症状。
- 拥有自然的、符合美学的外观。
- 包含感觉神经支配。
- 允许以单一的手术方式重建。

三、阴茎阴囊缺损的病因学

阴茎阴囊部位的皮肤软组织常因创伤、感染、肿瘤或手术而发生缺损。创伤是年轻患者最常见的原因。关于发病率，穿透性和钝性创伤各占约 45%，烧伤占 10%。感染是造成阴茎缺损的第二大原因。除了复杂的伤口感染和反常性痤疮（又称化脓性汗腺炎），富尼尔（Fournier）坏疽是一种混合细菌感染，被证明是毁灭性的，需要特别注意。免疫系统受损、糖尿病、免疫抑制或身体卫生很差的人尤其容易患病。肿瘤主要包括鳞状细胞癌，切除后通常会导致阴囊或阴茎的部分或全部丧失。

> 注意：阴茎缺损的原因包括以下几种情况。
> - 创伤。
> - 感染。
> - 肿瘤。
> - 医源性原因。

四、阴茎阴囊重建的原则

生殖器部位的损害、阴囊或阴茎的部分或完全丧失不仅损害患者的身体和情感健康，而且也损害患者与伴侣的关系。因此，阴茎和阴囊重建的目标是恢复外观和功能重建，在有利的情况下，将再次恢复性行为。

拓展阅读

[1] Barrena N, Wild R, Mayerson D, López JL. Intraepithelial neoplasms of the vulva: treatment by skinning vulvectomy. Rev Chil Obstet Ginecol. 1987; 52(5):281–285

[2] Basoglu M, Ozbey I, Atamanalp SS, et al. Management of Fournier's gangrene: review of 45 cases. Surg Today. 2007; 37(7):558–563

[3] Beemer W, Hopkins MP, Morley GW. Vaginal reconstruction in gynecologic oncology. Obstet Gynecol. 1988; 72(6):911–914

[4] Fanfani F, Garganese G, Fagotti A, et al. Advanced vulvar carcinoma: is it worth operating? A perioperative management protocol for radical and reconstructive surgery. Gynecol Oncol. 2006; 103(2):467–472

[5] Höckel M, Dornhöfer N. Anatomical reconstruction after vulvectomy. Obstet Gynecol. 2004; 103:1125–1128

[6] Lee PK, Choi MS, Ahn ST, Oh DY, Rhie JW, Han KT. Gluteal fold V-Y advancement flap for vulvar and vaginal reconstruction: a new flap. Plast Reconstr Surg. 2006; 118(2):401–406

[7] McCraw JB, Massey FM, Shanklin KD, Horton CE. Vaginal reconstruction with gracilis myocutaneous flaps. Plast Reconstr Surg. 1976; 58(2):176–183

[8] Rettenmaier MA, Braly PS, Roberts WS, Berman ML, Disaia PJ. Treatment of cutaneous vulvar lesions with skinning vulvectomy. J Reprod Med. 1985; 30(6):478–480

[9] Rutledge F, Sinclair M. Treatment of intraepithelial carcinoma of the vulva by skin excision and graft. Am J Obstet Gynecol. 1968; 102(6):807–818

[10] Salgarello M, Farallo E, Barone-Adesi L, et al. Flap algorithm in vulvar reconstruction after radical, extensive vulvectomy. Ann Plast Surg. 2005; 54(2):184–190

[11] Ulrich DJO, Ulrich F. Rekonstruktionen im Bereich der Vulva. In: Krupp S, Rennekampff HO, Pallua N, eds. Plastische Chirurgie. 32. Erg. Lfg. 12/08. VII-3, 1–20

[12] Taussig FJ:Cancer of the vulva: an analysis of 155 cases. Am J Obstet Gynecol 1940, 40:764–770

[13] Way, S. 1948. The anatomy of the lymphatic drainage of the vulva and its influence on the radical operation for carcinoma. Ann. R. Coll. Surg. Engl. 3:187

第 2 章 技 术
Techniques

P. H. Zeplin   R. Ferrara   S. Schill   R. W. Gansel   D. Ulrich   I. Kuhfuss   S. Hoormann   R. G. Jakubietz
M. Nuwayhid   G. Djedovic   U. M. Rieger   R. B. Karim   J. J. Dekker   A. El-Seweifi   P. Stosius   **著**

褚燕军　张　娅　林　涛　**译**

王明刚　赵李平　**校**

一、基本原理

修复生殖器缺损的技术选择主要取决于缺损的位置和大小。整形和重建技术的范围，按照手术复杂性逐渐增加的顺序，包括以下几种情况。

- 一期缝合。
- 皮肤移植（网状移植、断层移植、全厚移植）。
- 局部皮瓣（任意皮瓣）。
- 带蒂皮瓣（轴形皮瓣）。
- 吻合血管的游离皮瓣。

（一）皮肤移植

本质上，皮肤移植用来修复缺损的适用于不适合一期缝合关闭的创面，或者不需要皮瓣修复的病例。

移植的皮片在切取时就会切断原有的血液供应。皮片移植 3～5 天后，从创面基底床渗出获得营养，充分再血管化。在未来几周内，移植物会在外观上不断发生变化，但它永远也不会和周围健康的皮肤一样。

注意：一般情况下，皮肤移植的有利条件包括大面积、平坦、具有良好血供的基底床或分泌物很少的肉芽组织。

移植前应该进行适当的清创，并避免感染。暴露的脂肪组织、骨外露或肌腱外露将对移植物

的血液供应和愈合构成威胁。在这些情况下，应该考虑用其他修复缺损的方法。

断层皮片移植：通常是 4cm^2 或更大的网状移植物，用于封闭生殖器区域的创面。当一期缝合无法封闭伤口，或二次愈合会产生广泛的、不健康的瘢痕和感染时，可使用断层皮片移植。在用取皮机（如层厚 0.2mm）切取断层皮片的移植物后，被输入到机器中，机器将其加工成网状移植物，这种皮肤网状移植物可以覆盖原来缺损大小的 1.5～3 倍。这使它仅用有限的供皮区，有可能覆盖更大的伴有分泌物的创面。皮肤移植物用缝线或组织黏合剂固定，在适用的情况下与负压辅助闭合引流装置结合使用，以防止在皮肤移植物上发生剪切力。由于位置在外生殖器区域，一些外科医师建议患者额外的口服或静脉预防性使用一种头孢菌素。在第一次更换辅料后（通常在 5～7 天之后），如果愈合进展和局部情况允许，患者可以改为每天使用软膏纱布治疗或局部抗生素治疗。

全厚皮肤移植：包括真皮层和表皮的自体皮肤移植。全厚皮肤移植在外生殖器区域的应用范围可能被认为是相当有限的。它们更常用于阴道壁缺损的重建或阴道发育不良的病例。供皮区包括下腹部和腹股沟区，大腿内侧和阴囊。在可能的情况下，全厚皮肤移植的尺寸大小应该能使供区部位能够完全闭合。切取移植物时，必须小心地去除所有皮下脂肪组织。在放置移植物之前，伤口必须进行严密止血，以确保移植物完全融合。一旦移植物被固定，建议使用纱布弹性绷带压迫 3～5 天。

（二）皮瓣：基本原理

根据血管供应情况，皮瓣分为局部皮瓣和带蒂皮瓣，前者指具有随机真皮和真皮下血管网的皮瓣（任意皮瓣），后者指具有明确血管轴的皮瓣（轴形皮瓣）。在任意皮瓣中，这种血管供应模式对皮瓣的设计有很大的影响。皮瓣的长度与宽度的比例不超过 2:1 将确保皮瓣充分的血液灌注。相反，轴形皮瓣不需要严格地保持长度 - 宽度比。在这里，皮瓣长度取决于一个知名血管轴所供应的面积范围。在轴形皮瓣中，通过切断连接皮肤的桥形成皮肤岛，使靠近基底部的皮瓣去除上皮，或掀起血管蒂使皮下穿通形成皮下隧道转移，被称为岛状皮瓣。

从深层向上的血管分支通过筋膜上的血管丛供应皮下和皮肤，保证了筋膜皮瓣的灌注。这种皮瓣是根据 Mathes 和 Nahai[3] 的分类来提供的，分为直接皮穿支动脉（A 形）、肌间隔穿支动脉（B 形）或一条或多条肌皮穿支动脉（C 形）。

穿支皮瓣由皮肤和皮下脂肪组织组成，由分离的穿支动脉供血，穿支动脉从主干血管发出后穿过深层组织浅出。当这样的穿支穿过肌肉到筋膜，它被称为肌皮穿支，当它穿过肌间隔时，它被称为肌间隔皮穿支。

Mathes 和 Nahai[3]（表 2-1）根据各自的血管解剖对肌瓣进行分类。

局部皮瓣

如果外科医师决定使用局部皮瓣来覆盖缺损，那么仔细的术前计划是必要的。为了避免造成一个太大的皮瓣，首先要确定清除或切除的部分，然后设计适当的皮瓣。其他的事情都是在此以后才做的。

(1) Z 成形术：Z 成形术的基本原理是通过改变和易位两个带蒂的三角形皮肤来增加长度，牺牲宽度。因此，常用于延长长度以预防和治疗瘢痕挛缩和狭窄。仔细的几何设计必须先于缺损覆盖；各个边长应该总是相等的。尽管在 30°～90° 的任何角度都是可能的，但是以牺牲横轴为代价，以每个 60° 设计的两个或更多三角形皮瓣被认为是皮瓣易位最理想的角度。大量临床结果证明，多 Z 成形术优于单个长边长的 Z 成形术；长度的增长保持不变，但多 Z 成形术减小了张力。

(2) 带蒂皮瓣：简单的皮肤移植经常是不够的，在这种情况下，不仅是皮肤，更深层次的组织也必须被替换。局部皮瓣包括全层皮肤和皮下脂肪组织，它们可以在缺损处的近端掀起，同时维持皮瓣基底部的血管供应。

有 3 种基本类型：推进皮瓣、旋转皮瓣、易位皮瓣。

① 推进皮瓣：简单的带蒂推进皮瓣包括皮瓣的切开解剖，沿着长轴推进到缺损区。随着皮瓣的推进，皮瓣基底部的皮肤"猫耳"状可以通过切除皮瓣基底部的 Burow 三角形来抵消（图 2-1）。双蒂推进皮瓣又称桥式皮瓣，其推进方向与皮瓣轴线成 90°。在这种情况下，可能需要采取其他措施，比如植皮，来覆盖供区部位的缺损。

② V-Y 推进皮瓣：V-Y 推进皮瓣的原理（图 2-2）是长度的增加而以宽度的减少为代价。边长相等的 V 形皮瓣切开、剥离和推进形成 Y 形。V 形皮瓣的轴必须和推进的轴相一致。Y-V 皮瓣是相反的，宽度的增加而以长度的减少为代价。Y 形皮瓣形成后，中间的三角形组织瓣推进接近垂直切口的末端，形成 V 形。

表 2-1　肌瓣的 Mathes-Nahai 分类 [3]

类 形	名 称	实 例
I	主要血管蒂	阔筋膜张肌
II	主要血管蒂和非主要血管	股薄肌
III	两个主要的血管蒂	腹直肌
IV	节段动脉	缝匠肌
V	主要血管蒂和节段动脉	背阔肌

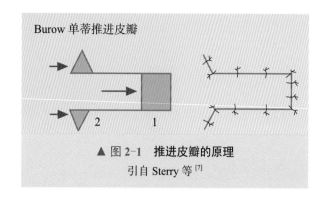

▲ 图 2-1　推进皮瓣的原理
引自 Sterry 等 [7]

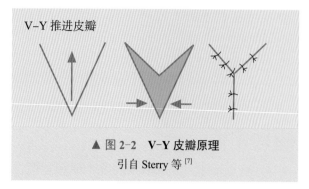

▲ 图 2-2　V-Y 皮瓣原理
引自 Sterry 等 [7]

③ 旋转皮瓣：旋转皮瓣是基于一个确定的旋转轴，其周围的弧形皮瓣旋转移动到邻近的缺损。这需要将现有的缺损沿半圆形切口整合成一个三角形的弧形，以形成旋转皮瓣。这个切口必须至少是所需要推进的切口长度的 5 倍。切口的弧线和皮瓣设计的选择应该由可利用的组织和血供所决定（图 2-3）。

④ 易位皮瓣：对于易位皮瓣，皮瓣的长度与宽度之比具有决定性的意义。为了保证皮瓣足够的血液灌注，生殖器区域的长宽比应该在 2：1～2.5：1。正确选择旋转点和皮瓣长度对治疗的成功也尤为重要，因为这些因素对术后创面张力有显著影响。皮瓣的长度一定要比被覆盖的三角形等边的长度至少长 1/3。

使用易位皮瓣（图 2-4），皮瓣可以不考虑要覆盖的缺损而切取，然后旋转至缺损处。双易位皮瓣包括两个易位皮瓣的组合。靠近缺损的皮瓣用于覆盖缺损，而稍小的皮瓣则用于覆盖靠近缺损的部分在推进到缺损时产生的间隙。这种皮瓣特别适用于第一个皮瓣的供区部位不能在没有张力的情况下闭合的情况。

⑤ 菱形皮瓣：菱形皮瓣是推进皮瓣和易位皮瓣的组合。Limberg 皮瓣（图 2-5）是一种轴形皮瓣，可用于覆盖菱形缺损。在等边平行四边形中，它是缺损菱形短轴在缺损的纵向一侧的延伸。接近缺损的角度最大为 120°。外切口与伤口边缘平行 60°，切口的长度与缺损的大小一致。皮瓣

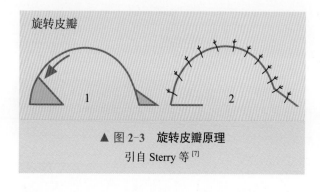

▲ 图 2-3　旋转皮瓣原理
引自 Sterry 等 [7]

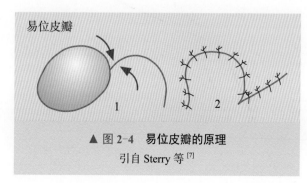

▲ 图 2-4　易位皮瓣的原理
引自 Sterry 等 [7]

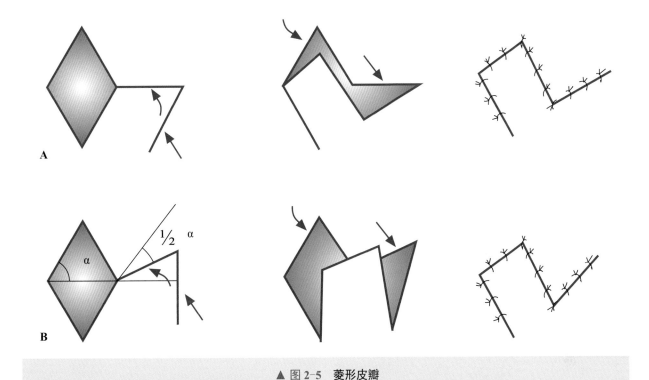

▲ 图 2-5　菱形皮瓣

A. Limberg 皮瓣的原理；B. Dufourmentel 皮瓣的原理（引自 Sterry 等 [7]）

被掀起并旋转到缺损处。

对于 Dufourmentel 改良菱形皮瓣，皮瓣的角度接近缺损处是 155°。在约为缺损一侧长度的距离处，设计外切口与菱形缺损的纵轴平行，夹角为 60°。它的长度取决于缺损的大小和局部的张力。

（三）生殖器外科中的填充物和注脂术

目前，注射填充物治疗占所有非手术治疗的很大一部分。今天使用的材料是高分子量的化合物，它们在物理和化学性质上表现出显著的差异，并被整合为一个复杂的形态。

因此，使用填充物的一个基本要求是对材料、结构、在组织中的作用和寿命有一个全面的了解。此外，外科医师当然必须有足够的知识来正确应用这些材料并处理任何矫治过度或矫治不足（图 2-6）。

自体脂肪移植是一种外科手术技术，不仅要采集脂肪，还要处理加工和移植脂肪。因此，使用者不仅要精通脂肪移植的应用，还要精通吸脂技术和脂肪组织的后续处理。这很重要，因为这些因素（供区位置的选择、脂肪细胞的质量、脂肪组织的处理方式、移植技术）都对后来的结果有显著影响（图 2-7）。

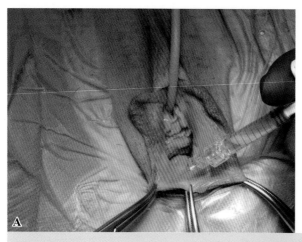

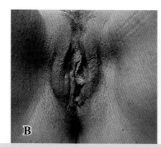

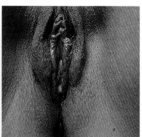

▲ 图 2-6　应用透明质酸

A. 注射透明质酸治疗外阴萎缩；B. 透明质酸再造阴唇

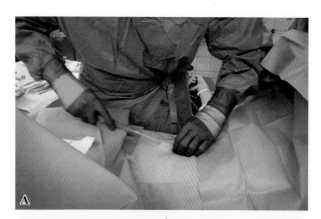

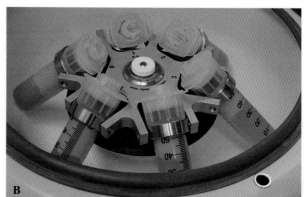

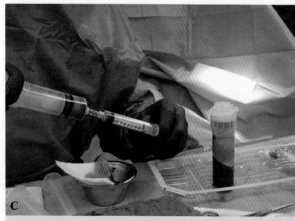

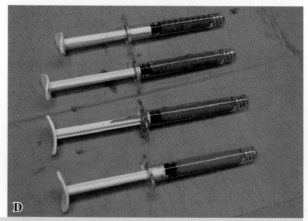

▲ 图 2-7　抽取脂肪

A. 抽脂以获得脂肪；B. 将收集的脂肪离心加工；C. 小注射器内的脂肪转移；D. 准备注射的脂肪

合成的填充物或自体脂肪移植（注脂术）应用的可能适应证如下。

- 组织萎缩或营养不良。

- 先天性畸形或不对称。

- 创伤后缺损，如继发的生殖器毁损、产伤、癌症手术或放射治疗。

- 大阴唇或小阴唇丰满或阴道缩窄的愿望（可能是出于审美的原因）。

急性疾病，特别是待治疗区域的感染、凝血功能障碍或抗凝治疗被认为是禁忌证。

1. 手术和治疗计划

在适当的检查、照相记录和手术计划之后，患者必须充分了解手术的效果、开始手术的时间和预期的远期效果。必须仔细记录患者的期望，并讨论其实现的程度。此外，外科医师当然应该详细讨论并发症的可能性，应该告知患者可能的矫正和二次手术（图 2-8）。

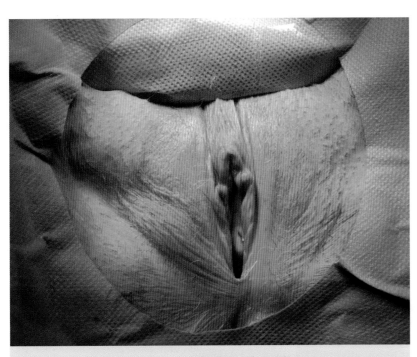

▲ 图 2-8　根治性阴唇切除后的状况

考虑到市场上的填充材料种类繁多，一种产品或另一种产品的最终决定必须由各自的用户做出。外科医师应该使用他或她熟悉的产品，并选用适合特定治疗区域的注射技术。在大多数情况下，表面麻醉或局部麻醉对阴道或外阴区域的治疗就足够了。注射应通过非创伤性针刺小切口进行，使用隧道、扇形和塔样注射技术。

注意：膝内侧、大腿内侧和外侧、下腹部和上腹部及两侧腰部在一定程度上被认为是采集自体脂肪用来移植的合适部位。

　　在医院手术室，脂肪组织通常在肿胀麻醉下被抽取，使用不同的肿胀溶液，但它们的基本成分包括 0.9% 生理盐水、血管收缩药（如肾上腺素）、局部麻醉药（如利多卡因），在适当的情况下，还有碳酸氢钠。通过改变上述药物的不同配比，可以使溶液适应不同的需要。将肿胀溶液注入供区部位，等待适当的间隔时间，使药物作用生效后，外科医师开始进行抽脂。这需要特别小心，使用恒定低强度吸力（–0.5Pa）和直径小于 3mm 的抽脂管。各种系统可用于处理收获的脂肪组织以供进一步移植。所有这些方法都试图优化抽吸脂肪的质量，以确保脂肪在受区组织中获得高的成活率。处理后，通过无损伤针将脂肪组织轻柔地注射到受区组织中，尽可能分层，并呈扇形分布（图 2-9）。然后将移植的材料轻轻按摩入组织。建议手术后至术后 4～6 周对供区进行加压包扎治疗。

警示：对阴茎、阴道或外阴的压迫治疗对移植组织的存活尚未被证明是有效的。

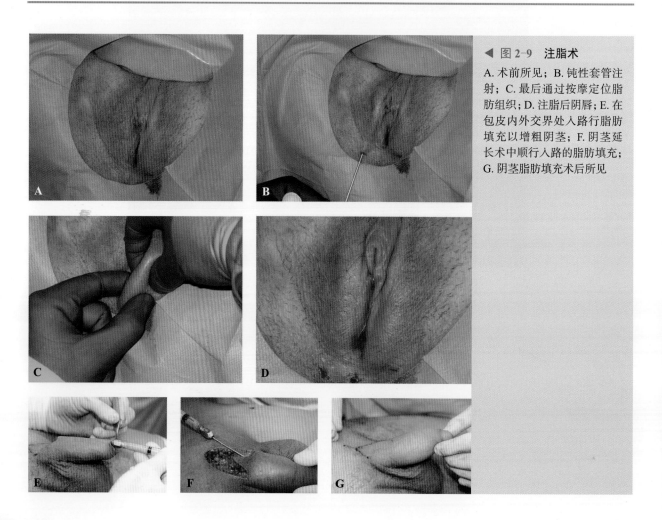

◀ 图 2-9　注脂术
A. 术前所见；B. 钝性套管注射；C. 最后通过按摩定位脂肪组织；D. 注脂后阴唇；E. 在包皮内外交界处入路行脂肪填充以增粗阴茎；F. 阴茎延长术中顺行入路的脂肪填充；G. 阴茎脂肪填充术后所见

2. 并发症

除了一般的并发症，如血肿和局部感染，填充物的使用也可能与短期和长期的排异反应有关，如瘙痒、肿胀、红斑或异物肉芽肿。脂肪填充时，供区和受区均可出现表面不平整现象。坏死性筋膜炎等严重感染与脂肪栓塞或大面积皮肤坏死一样罕见，在获得患者知情同意时，必须在术前对这些风险进行讨论沟通。由于脂肪填充的最终效果在很大程度上取决于移植脂肪组织的成活率，因此应告知患者，在某些情况下可能需要再次重复该过程。

拓展阅读

[1] Burke TW, Morris M, Levenback C, Gershenson DM, Wharton JT. Closure of complex vulvar defects using local rhomboid flaps. Obstet Gynecol. 1994; 84(6):1043–1047

[2] Lister GD, Gibson T. Closure of rhomboid skin defects: the flaps of Limberg and Dufourmentel. Br J Plast Surg. 1972; 25(3):300–314

[3] Mathes SJ, Nahai F. Classification of the vascular anatomy of muscles: experimental and clinical correlation. Plast Reconstr Surg. 1981; 67(2):177–187

[4] Moschella F, Cordova A. Innervated island flaps in morphofunctional vulvar reconstruction. Plast Reconstr Surg. 2000; 105(5):1649–1657

[5] Rutledge F, Sinclair M. Treatment of intraepithelial carcinoma of the vulva by skin excision and graft. Am J Obstet Gynecol. 1968; 102(6):807–818

[6] Salgado CJ, Tang JC, Desrosiers AE, III. Use of dermal fat graft for augmentation of the labia majora. J Plast Reconstr Aesthet Surg. 2012; 65(2):267–270

[7] Sterry W, Burgdorf W, Worm M. Checkliste. Dermatologie. 7th ed. Stuttgart: Thieme; 2014

[8] Vogt PM, Herold C, Rennekampff HO. Autologous fat transplantation for labia majora reconstruction. Aesthetic Plast Surg. 2011; 35(5):913–915

[9] vom Dorp F, Rübben H, Krege S. Free skin grafts as alternatives in reconstructive plastic surgery of the genitalia. Urologe A. 2009; 48(6):637–644

（四）激光治疗

在过去的 20 年里，激光治疗在皮肤科越来越受欢迎。在这项技术的应用中，我们可以非常明确地确定，非侵袭性激光治疗主要应用在以下领域，如减少皱纹、皮肤提升、血管性病变治疗、脱毛、去除不受欢迎的文身或色素沉着的病变等。

激光在这些领域的应用相当全面地说明了激光能量对皮肤的影响，至少非侵袭性的脱毛和治疗皮肤色素沉着技术也同样适用于会阴部区域。在这些情况下，程序和操作方式都是相同的。除此之外，还有最近发展的治疗轻度到中度应力性尿失禁的阴道紧缩技术和程序。它们与非侵袭性皮肤提升术有一定的相似性。但是，两者使用的工具是不同的，因此，我们说激光设备有了新的应用是无可非议的。

所有这些应用的基础是激光能量的作用。激光能量可以产生不同的效果取决于它的波长。激光应用可按其作用方式分为剥脱性和非剥脱性。

1. 剥脱性

皮肤剥脱几乎完全由波长 2940nm 的 Er:YAG 激光或波长 10 600nm 的 CO_2 激光完成。

(1) Er:YAG 激光：Er:YAG（erbium : yttrium aluminum garnet）激光器是一种固体介质激光器，它是通过闪光灯激发 Er:YAG 晶体产生激光。YAG 激光器通常以脉冲形式传递能量。典型的脉冲频率在 2～20Hz，因此一些单元可以实现高达 50Hz 的脉冲频率。单个脉冲的持续时间通常是大约 300μs。通过结构上的改进，可以制造出脉冲宽度可变的 Er:YAG 激光器。通过改变频率和脉宽，可以实现 Er:YAG 激光的可调节的剥脱性。因此，频率范围宽、脉宽设置多样的单元优于脉宽固定、频率范围窄的单元。

(2) CO_2 激光：CO_2 激光器在一个充满 CO_2 气体混合物的管子里，由高频电流激发产生激光能量。CO_2 激光器是一种连续的光束激光器，不断地提供能量。在脉冲模式下操作 CO_2 激光器，能量传输被打开和关闭，这使得产生毫秒范围的脉冲成为可能。

(3) 以水为目标结构：这两种激光产生光热解的原理相同，激光的能量被组织中的水分子吸收，使它们立即升温蒸发。这使得去除极细层次的组织成为可能。不同波长对组织的影响是不一样的。它们之间的区别在于水对不同波长的吸收是不同的。

(4) 不同的吸收系数：Er:YAG 激光波长对应于水的吸收峰值，机体对该激光的吸收系数为 12 800cm^{-1}。CO_2 激光器的吸收系数为 800cm^{-1}。因此，组织对 Er:YAG 激光的吸收比 CO_2 激光高 10 倍[2]。由于 Er:YAG 激光器作为固体介质激光器的脉宽明显短于 CO_2 气体激光器，因此 Er:YAG 激光器的脉冲功率值也明显高。Er:YAG 激光的穿透深度在组织是 2～5μm，而 CO_2 激光是 20～30μm。就实际应用而言，这也意味着 Er:YAG 激光对剥脱组织本身以外的组织很少或没有热损伤。

2. 非剥脱性效果

非剥脱性光热应用是基于激光能量损伤目标组织，使其萎缩或被清除。选择性光热解作用的概念在皮肤病学激光能量的非剥脱性应用中起着至关重要的作用。

(1) 选择性光热解作用：选择性光热解作用的原理是基于避免损伤目标结构以外的任何组织的原则。这一原则也适用于在不同组织不能有选择地使用能量的情况，例如在光束到达目标组织之前必须先穿过皮肤的表层。解决的办法是选择一种能被目标结构很好吸收，同时又能以最小的损耗通过皮肤表层的波长 [1]。

(2) 热弛豫时间：在选择性光热解作用过程中，除了选择波长外，另一个重要因素是热弛豫时间。热弛豫时间是指在不造成周围组织因热传导损伤的情况下，在目标结构中产生最大热量所需的精确时间。

热弛豫时间根据目标结构的体积和性质而变化（表 2-2）。

表 2-2　根据 **Landthaler** 和 **Hohenleutner**[4] 计算不同目标结构 **TR**

目标结构	直　径	TR
文身色料	0.05μm	2.5ns
黑色素体	0.1μm	1.0ns
血管	10μm*	0.1ms
血管	20μm	0.4ms
血管	100μm	10ms
毛囊	0.3mm	90ms

TR. 热弛豫
*. 文身颜料可以明显地变小或变大，也就是说，计算的 TR 可以明显地变短或变长

(3) 均匀光热解作用：与选择性光热解作用相比，均匀光热解作用在热疗中的作用不具有特异性。这描述了一种现象，即使激光波长没有选择性的作用，也可以用来产生有针对性的热效应。

3. 无创激光治疗生殖器区域

(1) 脱毛：主要用于脱毛的是翠绿宝石激光器（755nm）、二极管激光器（810nm 和 980nm）或 Nd:YAG（钕：钇铝石榴石）激光器（1064nm）。所有这些激光都以不同波长的脉冲发射能量。毛囊的热弛豫时间设定为 90ms。脱毛激光以长脉冲发射能量，与此时间跨度相对应。脉冲长度通常在 20～50ms，主要是为了脱毛。虽然在治疗中使用的能量密度反映了特定波长的不同的吸收系数，他们都是相同的数量级。治疗光谱范围从 20～30J/cm² 翠绿宝石激光，20～50J/cm² 的 810 二极管激光，高达 30～60J/cm² 的 Nd:YAG 激光。

根据临床结果不可能给出一个明确的波长建议。我们可以考虑选择 Nd:YAG 激光器，因为在生殖器区域黑色素沉着比例更高。与波长较短的激光相比，这种激光最适合用于肤色较深的人。

注意：重要的是提到的所有激光的波长，在应用时需要注意冷却皮肤。

虽然脱毛所需的能量密度对患者来说是可以忍受的，但并不令人愉快。此外，一时的疏忽会导致表皮的热损伤。

(2) 生殖器部位的文身：激光去除文身是一种微创有效的治疗方法。鉴于颜料颗粒的大小为0.1～10μm，相应的热弛豫时间短。因此，只有在去除文身时，才应该使用皮秒和纳秒脉冲持续时间的激光。常用的激光类型包括红宝石、翠绿宝石、脉冲染料、Nd:YAG 和磷酸钛钾（KTP）激光器。所有用于去除文身的系统都具有高脉冲功率（高达几百兆瓦）。不希望出现的不良反应不能排除，因为要去除的色素的组成通常是未知的，只有在第一次尝试治疗后，它的反应才会变得明显。颜料在激光处理后也会变色。瘢痕也会发生，特别是如果在这些地方发现了几层连续的色素沉着。

(3) 去除色素沉着的病变：有两种治疗方法可以去除色素性病变。一种是使用适当调节的激光，比如用来去除文身的激光。由于其波长的原因，可以考虑使用 532nm 能量的 KTP 激光器，因为这个波长被黑色素很好地吸收了。能量直接进入色素并破坏它。这个程序的优点是这种类型的激光选择性地作用于色素，使邻近的组织基本不受影响。用剥脱激光去除色素性病变的效果是完全不同的。CO_2 和 Er:YAG 激光对生物组织的作用由于其含水量而不具有特异性。因此，医师最终要做的就是去除尽可能少的组织。对于这种应用，Er:YAG 激光的优点是能够去除组织而不遗留对该部位的热损伤。

4. 并发症和并发症的处理

患者常描述伴随治疗的短暂疼痛感。然而，这种感觉仅限于激光脉冲的持续时间。这可以通过治疗前、治疗中、治疗后冷敷或局部麻醉来解决，冰袋或冷风风扇也可以，有些治疗单元还包括一个整体冷却装置。适当的冷却不仅可以减轻疼痛，还可以防止表皮损伤。短暂的不良反应包括肿胀、红斑、起泡和结痂。在这种情况下，患者对治疗区域的处理可能导致感染、色素变化和瘢痕。在这种情况下，建议使用抗生素或消毒剂局部处理结痂，防止细菌重复感染。

其他可能的不良反应，在罕见的情况下，当光参数不适合皮肤类型，可能成为永久性的色素变化（色素减退或色素沉着）。患者必须避免暴露在紫外线下，因为他们的皮肤类型，一种已知的对光过敏，现有的晒黑（无论是来自太阳或室内晒黑），不应该治疗。瘢痕在理论上是可能的，但很少被描述。通常是由于不合适的光参数或操作导致结痂的后遗症。任何痣或黑色素细胞病变位于治疗的目标区域应予以保留。在整个治疗过程中，必须确保彻底戒除紫外线或充分保护以预防紫外线照射。

拓展阅读

[1] Anderson RR, Parrish JA. Selective photothermolysis: precise microsurgery by selective absorption of pulsed radiation. Science. 1983; 220(4596):524–527

[2] Kaufmann R, Hartmann A, Hibst R. Cutting and skin-ablative properties of pulsed mid-infrared laser surgery. J Dermatol Surg Oncol. 1994; 20(2):112–118

[3] Kaufmann R, Hibst R. Pulsed Erbium:YAG laser ablation in cutaneous surgery. Lasers Surg Med. 1996; 19(3):324–330

[4] Landthaler M, Hohenleutner U. Lasertherapie in der Dermatologie. 2. Aufl. Berlin: Springer; 1999

二、来自下腹部和腹股沟区域的皮瓣

（一）腹直肌皮瓣（VRAM 和 TRAM）

1. 解剖

腹壁深下动脉为腹直肌皮瓣提供血液供应。该动脉起源于腹股沟韧带水平处的髂外动脉，然后与腹壁下动脉一起上行从腹股沟深环内侧到脐外侧皱褶处。它穿过腹横筋膜并沿着腹直肌的后鞘走行，它在腹壁的方向上发出许多穿支。它一直延伸到脐的水平，在那里它的分支与腹壁上动脉的分支相吻合。

腹直肌是一对肌肉，起源于第五至第七肋软骨的前表面和剑突，它向下插入耻骨结节和耻骨联合之间。腹壁上动脉和静脉为肌肉的上部分提供血液供应，腹壁下动脉和静脉为肌肉的下部分提供血液供应（图 2-10）。

2. 技术

手术是在患者全身麻醉下仰卧位进行的。在适当的病例中，可以选择将患者置于截石位，以便同时掀起皮瓣并准备好修复外阴会阴区。

腹直肌皮瓣（Mathes-Nahai II 型）能够覆盖从腹股沟到会阴区域以及整个盆底的巨大而深的缺损。无论是否形成岛状皮瓣，以腹壁深下动脉为蒂的皮瓣均可经耻骨联合部覆盖外阴会阴部缺损，也可经骨盆途径覆盖盆底缺损。

对于覆盖外阴区域的缺损，腹直肌既可用作肌肉瓣，在适当的情况下可与断层皮片移植联合使用，也可用作肌皮瓣。决定采用何种术式是基于缺损的大小和皮下脂肪组织的厚度。如果皮下组织很厚，主要的穿支血管没有被保留，就会导致血流灌注减少，在罕见的情况下，岛状皮瓣部分坏死也可能发生。此外，肌皮瓣的臃肿可以通过吸脂和或皮瓣修薄术来进行二期修整。

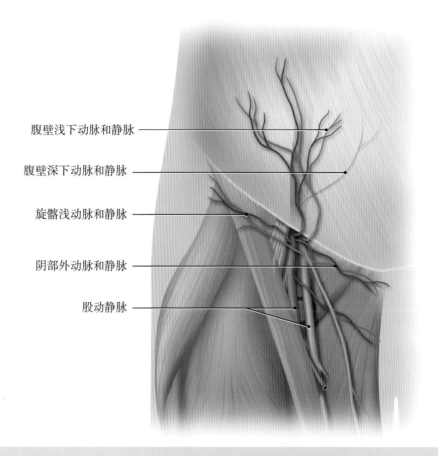

腹壁浅下动脉和静脉 ———

腹壁深下动脉和静脉 ———

旋髂浅动脉和静脉 ———

阴部外动脉和静脉 ———

股动静脉 ———

▲ 图 2-10　下腹部和腹股沟区域皮瓣的血管供应

在需要肌皮瓣的情况下，肌皮瓣的皮肤岛状设计是按照缺损部位的大小和位置决定的。横行腹直肌（TRAM）皮瓣、纵行腹直肌（VRAM）皮瓣（图 2-11）和成角的岛状皮瓣按需要选取。横行腹直肌皮瓣下界由耻骨（腹部横切口）和腹股沟韧带上方为界的皮肤岛状皮瓣，外侧髂前上棘（ASIS）为界，上界由脐下或脐上的一条线为界。应用纵行腹直肌皮瓣，解剖纵行正中旁的岛状皮肤与对应的腹直肌。

在所有这些病例中，皮瓣都是从外侧开始掀起，然后从中间开始剥离。当足够多的穿支血管暴露在腹直肌鞘水平时，鞘从侧面被纵向切开至穿支外侧。在随后的对侧解剖中，同侧肌肉的内侧穿支也通过穿支内侧筋膜的纵行切口得以保留。在这之后，腹直肌和它表面的皮肤岛被从腹直肌后鞘中分离出来。往上，肌肉在相应皮肤岛的上界边缘被切断，供应肌肉的腹壁上动脉和静脉被结扎。然后解剖继续向下进行。往下，腹壁下动脉常伴两条静脉进入腹直肌鞘外侧。

当皮瓣被完全解剖和掀起后，它可以通过耻骨联合的皮肤下或经盆腔路径进入相应的缺损处。第 2 种选择特别适用于修复肿瘤根治术后需要重建阴道后壁的缺损（图 2-12 至图 2-17）。腹直肌鞘用连续的缝合线闭合，如果切除较大的筋膜，则用补片（如 Vicryl 补片）修复。关闭横行腹直

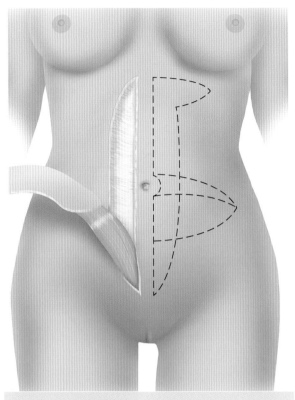

▲ 图 2-11 腹直肌皮瓣，显示各种横向和纵向皮肤岛状肌皮瓣选择

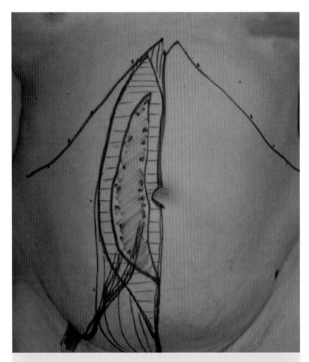

▲ 图 2-12 设计并解剖垂直腹直肌皮瓣（只获取部分腹直肌前筋膜）

肌皮瓣的供区缺损需要将剩余的腹壁潜行剥离到肋弓下方。这样做的目的是放置抽吸管和分层封闭伤口。一些纵行腹直肌皮瓣和斜行皮瓣的供区缺损可以在不进一步解剖腹壁的情况下闭合，而在其余的病例中，腹壁被潜行剥离。在有大量多余的腹部皮肤的情况下，可以联合鸢尾形（fleur-de-lis）腹壁成形术进行闭合（表 2-3）。

表 2-3　腹直肌皮瓣的技术

原　理	带蒂肌皮瓣或肌瓣
血管供应	腹壁下动脉、Ⅲ型
最大尺寸(长 × 宽)	25cm×15cm（肌皮瓣）、25cm×6cm（肌瓣）
适应证	继发于盆腔后部或完全切除的缺损、复发性肿瘤手术后深部或广泛的缺损、或放射治疗

3. 可能的并发症

继发于腹直肌皮瓣的一般并发症包括血肿、血清肿、感染、伤口愈合不良等。

岛状皮瓣皮肤部分坏死在罕见的情况下也会发生，如同后期瘢痕问题导致的阴道口狭窄。

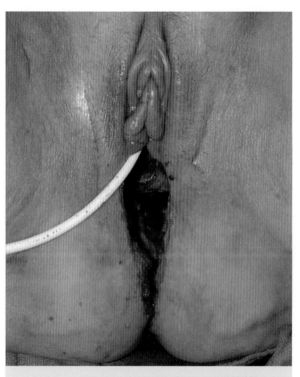

▲ 图 2-13　继发于后盆腔脏器切除术的缺损

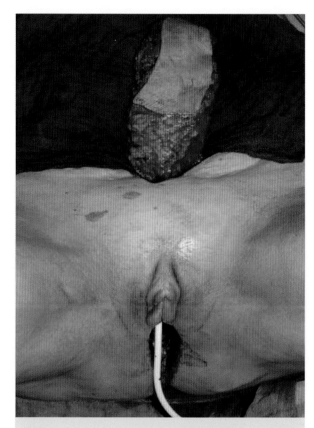

▲ 图 2-14　腹直肌皮瓣垂直掀起

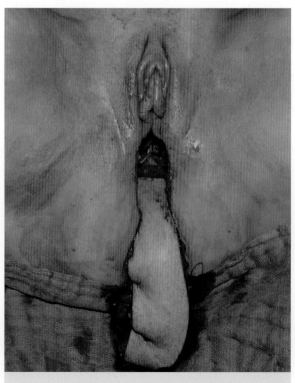

▲ 图 2-15　皮瓣通过盆腔转移

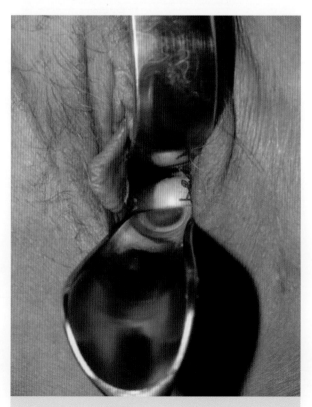

▲ 图 2-16　术后 2 周

警示：由于腹壁的弱化，特别是在没有补片的情况下进行重建，可能会出现其他问题。

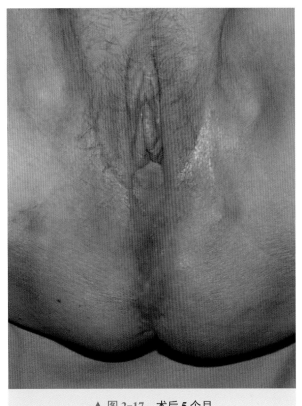

（二）腹壁深下动脉穿支皮瓣

手术包括在保留腹壁肌肉组织的同时，解剖腹壁下动脉的 1～3 个穿支。与带蒂纵行腹直肌和横行腹直肌皮瓣相比，这种方法不会削弱前腹壁。

1. 解剖

腹壁深下动脉穿支皮瓣（DIEP）的皮肤和皮下组织的血液供应由来自髂外动脉的腹壁下动脉的穿支提供。动脉通常发出一个前支和一个外侧支，然后沿着腹直肌的下侧走行。除腹壁下动脉外，腹壁下浅动脉（SIEA）还供应下腹部的皮肤和皮下组织。该动脉起源于腹股沟韧带下方约 3cm 处，直接起源于股动脉或与旋髂浅动脉共主干。SIEA 穿过 Scarpa 筋膜，位于皮下组织的腹股沟韧带之上。在整个过程中，动脉与相应的静脉平行并在其下方，静脉直接流入静脉汇合处。腹壁浅静脉是最大的静脉，它将血液从 DIEP 皮瓣中引流出来。在血管口径理想的情况下，腹壁浅动脉和静脉也可为下腹部皮瓣重建外阴提供足够的血液供应。

考虑到穿支的位置、直径和血流的可变性，建议术前使用彩色多普勒超声或 CT 血管造影进行可视化检查。另外，术前可借助多普勒超声定位穿支血管。

与腹直肌皮瓣一样，DIEP 皮瓣也可以用水平或垂直的皮肤岛状皮瓣来制备。将来皮瓣的大部分应位于所选择的穿支所供应的范围内。皮肤岛的大小和形状应适合患者个人病变的需求。

2. 技术

手术时患者取截石位，双臂置于两侧。该技术与乳房重建的穿支皮瓣相同。皮瓣是根据术前标记切开的。腹壁浅静脉常位于下方切口区域并被保留。这保证了皮瓣的额外静脉回流。如果腹壁下浅动脉（SIEA）的血管管径足够，可以与伴随的静脉一起解剖游离 5～6cm 的长度。接着，可以制备一个和 DIEP 一样大的下腹部皮瓣，由这些血管供应（图 2-18，图 2-19，表 2-4）。

表 2-4　DIEP 皮瓣技术

原　理	带蒂的皮下穿支皮瓣
血供	腹壁下动脉
最大尺寸（长 × 宽）	35cm×15cm
适应证	继发于盆腔清扫术后阴道后壁或全部缺损，复发性肿瘤手术后深部或广泛的缺损，或放射治疗后引起的缺损

DIEP. 腹壁深下动脉穿支

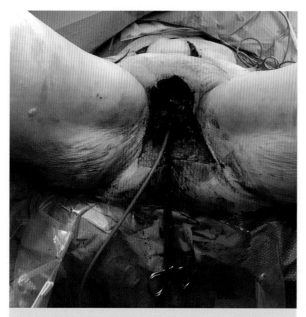

▲ 图 2-18　外阴癌第四次复发切除后的缺损

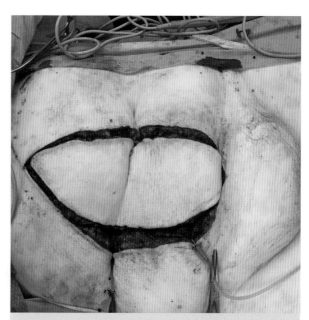

▲ 图 2-19　掀起的垂直腹壁深下动脉穿支皮瓣转移修复缺损

　　将皮肤和皮下组织从腹直肌外侧缘的腹外斜肌筋膜上剥离。在此之后，必须更小心地进行解剖。进一步解剖逐渐暴露出来自穿支的小血管（图 2-20）。如果术前行彩色多普勒超声或 CT 血管造影，则可迅速地剥离至相应的穿支。如果没有，那么在选择最大的或两个较大的穿支之前，应尽可能多地暴露侧排的穿支血管。一般来说，穿支在筋膜里的间隙越大，表明穿支越大。如果有几个合适的穿支，那么它们的大小将是决定性的标准。每种情况下都应选择最大的穿支。血管的直径至少为 1.5mm。还要注意是否有 2 个或以上的穿支从腹壁下动脉的一根主干中发出。解剖暴露的 2 个穿支有一个优点：双侧外阴缺损可以通过从中间分割皮瓣来覆盖，每一半的供血都来自一个穿支动脉。

　　在找到合适的穿支血管后，接近血管穿出的位置，平行腹直肌切开腹直肌前鞘。在穿支下部的筋膜上常存在一个小的间隙，便于进入。如果筋膜间隙很小，血管粘连，可以在穿支外侧切开筋膜，在动脉周围留下一小片筋膜。如果在一排有几个穿支血管，切口可以互相联合。在腹直肌前鞘操作时，重要的是要有一个足够的视野，因为血管在进入肌肉之前可以在它的下方行走一段可变的距离。穿支血管现在可以完全暴露，部分通过钝性分离，部分通过双极电凝切割。解剖以这种方式继续，直到穿支到达腹直肌后方腹壁下动脉的主干。进一步的操作过程与腹直肌皮瓣是相同的（图 2-21）。

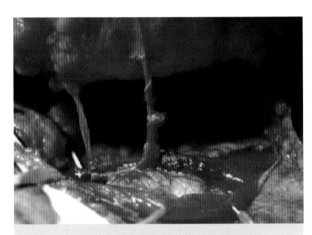

▲ 图 2-20　腹壁深下动脉穿支皮瓣的穿支

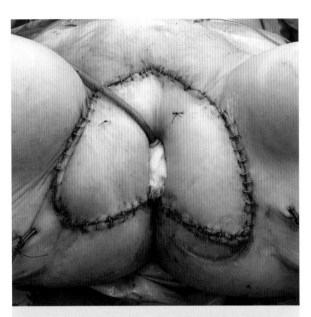

▲ 图 2-21　术后即刻结果，腹部供区采用腹部成形术闭合

3. 可能的并发症

一般的并发症，如血肿和血清肿，伤口愈合不良、感染、瘢痕问题，和腹直肌皮瓣可能发生的一样。由小口径穿支血管（＜1mm）供应的皮瓣也可能发生部分坏死。标准的 DIEP 皮瓣不会显著地削弱腹前壁。带蒂皮瓣由一个非常优势的近端穿支供血是这一规则的例外。解剖它们，暴露一个长血管蒂可能需要分离切断运动神经分支。任何在解剖过程中被切断的神经都应立即用显微外科技术吻合。

（三）阴阜和耻骨上皮瓣

1. 解剖

来自阴阜和耻骨上腹部的皮瓣通过阴部外浅动脉（SEPA）和腹壁下浅动脉（SIEA）提供血液供应。SEPA 起源于股总动脉，穿过腹股沟韧带下的筋膜，分支进入下腹部和前会阴的皮下组织。其终支在下腹部与对侧 SEPA 和腹壁浅动脉的终支吻合，在前会阴部与会阴浅、深动脉终支吻合。

SIEA 也起源于腹股沟韧带下方的股动脉，但穿过筋膜后它在腹股沟韧带上方行进并继续向上延伸至腹壁筋膜内。

2. 技术

阴阜易位皮瓣（图 2-22A）由于其作为轴形皮瓣具有可靠的血管供应，适用于覆盖外阴会阴区、前连合区、大阴唇和小阴唇的单侧缺损。从阴唇前连合延伸出的中线为皮瓣的基础提供了指导。皮瓣可以向同侧或对侧的缺损处掀起。皮瓣的下缘总是与腹股沟韧带平行并高于腹股沟韧带。在深层，剥离超出了 Scarpa 筋膜，一直延伸到腹壁浅筋膜。这使得掀起皮肤脂肪转移皮瓣 9cm × 3cm 并旋转到相应的缺损区。应该可以一期缝合来关闭供区部位的缺损。必要时，也可将阴阜易位皮瓣设计为经耻骨岛状皮瓣。为了做到这一点，皮瓣蒂部在皮下区域是需要去除其上方表皮或皮肤，然后旋转到缺损区。

阴阜 V-Y 皮瓣（图 2-22B）可用于覆盖前外阴会阴区、前连合区、大阴唇和小阴唇的卵圆形（最好是对称的）缺损，其中尿道和阴道入口完好无损。该皮瓣与缺损前缘相邻，形成一个含皮肤脂肪的倒 V 形皮瓣，其后外侧延伸必须覆盖缺损的整个宽度，但长度仅为其 2/3。切开周围的皮肤岛切口后，外科医师从下侧和后外侧解剖皮瓣。然后皮肤岛部向前，皮瓣后外侧向内旋转进入缺损。阴阜部位的供区和皮瓣切取后两侧可以直接缝合关闭。

耻骨上易位皮瓣主要由 SIEA 供血，可用于覆盖前外阴会阴区、前连合区、大阴唇和小阴唇的缺损。皮瓣可以单侧或双侧掀起和使用，尤其是在皮瓣延迟后。用这个皮瓣，皮瓣的下缘沿阴毛的边缘延伸。在深层，剥离延伸至腹壁浅筋膜。皮瓣大小为 10cm × 4cm，供区缺损可以一期缝合关闭。特别是对于孤立的大阴唇的重建，可以使用单侧或双侧的经耻骨的岛状皮瓣修复

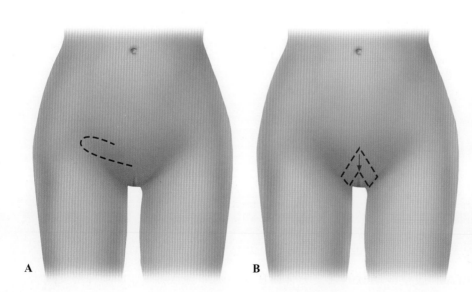

◀ 图 2-22 阴阜皮瓣
A. 阴阜易位皮瓣；B. 阴阜
V-Y 皮瓣

A

B

（图 2-23）。在这里，经皮下潜行的蒂的一部分去除上皮，产生的远端皮肤岛状皮瓣用于重建大阴唇（表 2-5）。

表 2-5 耻骨上皮瓣的技术

原　　理	含皮肤脂肪的易位皮瓣、V-Y 皮瓣
血管供应	SEPA、SIEA
神经支配	髂腹股沟神经、生殖股神经
最大尺寸（长 × 宽）	10cm×4cm
适应证	外阴会阴前区、前连合、大阴唇和小阴唇的缺损

SEPA. 阴部外浅动脉；SIEA. 腹壁下浅动脉

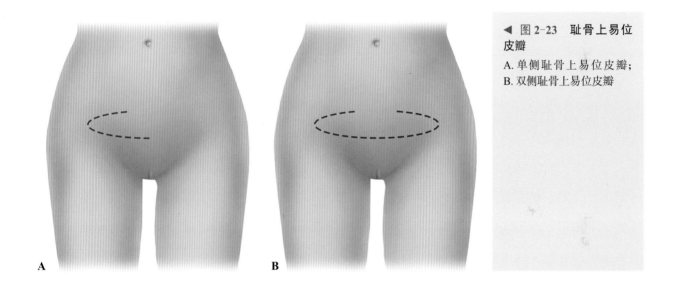

◀ 图 2-23　耻骨上易位皮瓣
A. 单侧耻骨上易位皮瓣；
B. 双侧耻骨上易位皮瓣

3. 可能的并发症

继发于阴部外动脉皮瓣的各种变异引起的一般并发症包括血肿、血清肿、感染、伤口愈合不良等。皮瓣部分坏死和瘢痕形成问题可能发生。

（四）腹股沟皮瓣

1. 解剖

腹股沟皮瓣的动脉供应是由旋髂浅动脉提供的。该股动脉从腹股沟韧带远端约 2cm 处的股动脉开始，穿过缝匠肌内侧边缘的筋膜，然后穿过皮下组织到达髂嵴（图 2-24）。

2. 技术

皮瓣设计以腹股沟韧带为纵轴，从股动脉可触及的脉搏到髂前上棘。对于会阴或会阴旁区重

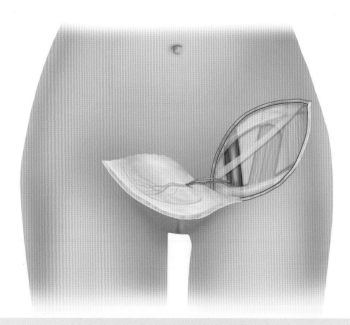

▲ 图 2-24　腹股沟皮瓣的原则
掀起腹股沟皮瓣，显露旋髂浅动脉和静脉

建需要长的血管蒂。为了做到这一点，切口向下和向中间延伸，缝匠肌筋膜被剥离并整合到皮瓣中。一条大的旋髂动脉可以让外科医师做出相应的长皮瓣。腹股沟皮瓣外侧部分由与旋髂浅动脉外侧延伸相对应的血管网供应。血供允许剥离 30cm×10cm 的皮瓣。剥离最初是筋膜上的，从上外侧到下内侧。在到达缝匠肌的外侧边缘时，纵向切开肌肉筋膜，并沿着筋膜下继续解剖，直到血管蒂出现在缝匠肌内侧。然后皮瓣在这个血管蒂上进一步解剖移动。以这种方式掀起的皮瓣可以在其血管蒂上向下旋转 120°～180° 并缝合到缺损处。皮瓣可能需要通过抽脂来进行二期塑形（图 2-25，表 2-6）。

表 2-6　腹股沟皮瓣的技术

原　理	带蒂皮瓣
血管供应	旋髂浅动脉
最大尺寸（长 × 宽）	30cm×10cm
适应证	外阴会阴区的单侧缺损

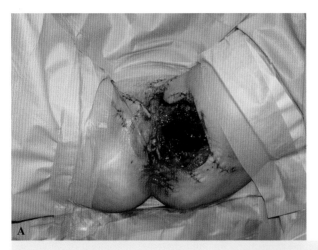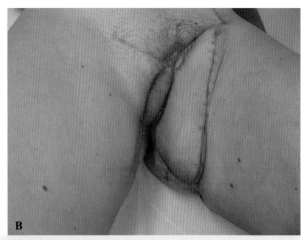

▲ 图 2-25 腹股沟皮瓣

A. 清创术后大面积缺损；B. 用腹股沟皮瓣覆盖后

拓展阅读

[1] Bertani A, Riccio M, Belligolli A. Vulval reconstruction after cancer excision: the island groin flap technique. Br J Plast Surg. 1990; 43(2):159–161

[2] Buchel EW, Finical S, Johnson C. Pelvic reconstruction using vertical rectus abdominis musculocutaneous flaps. Ann Plast Surg. 2004; 52(1):22–26

[3] Cardosi RJ, Hoffman MS, Greenwald D. Rectus femoris myocutaneous flap for vulvoperineal reconstruction. Gynecol Oncol. 2002; 85(1):188–191

[4] Carlson JW, Carter JR, Saltzman AK, Carson LF, Fowler JM, Twiggs LB. Gynecologic reconstruction with a rectus abdominis myocutaneous flap: an update. Gynecol Oncol. 1996; 61(3):364–368

[5] Cheng A, Saint-Cyr M. Split and thinned pedicle deep inferior epigastric perforator (DIEP) flap for vulvar reconstruction. J Reconstr Microsurg. 2013; 29(4):277–282

[6] Fang BR, Ameet H, Li XF, et al. Pedicled thinned deep inferior epigastric artery perforator flap for perineal reconstruction: a preliminary report. J Plast Reconstr Aesthet Surg. 2011; 64(12):1627–1634

[7] Hatoko M, Okazaki T, Tada H, et al. Vulval reconstruction using rectus abdominis musculocutaneous flap transfer with secondary liposuction in extramammary Paget's disease. Ann Plast Surg. 1997; 38(2):179–183

[8] Haynes DF. Trans-pubic abdominal flap for reconstruction of the labia majora. J Plast Reconstr Aesthet Surg. 2011; 64(11):1537–1539

[9] Höckel M, Schmidt K, Bornmann K, Horn LC, Dornhöfer N. Vulvar field resection: novel approach to the surgical treatment of vulvar cancer based on ontogenetic anatomy. Gynecol Oncol. 2010; 119(1):106–113

[10] Kuokkanen H, Mikkola A, Nyberg RH, Vuento MH, Kaartinen I, Kuoppala T. Reconstruction of the vulva with sensate gluteal fold flaps. Scand J Surg. 2013; 102(1):32–35

[11] Lazzaro L, Guarneri GF, Rampino Cordaro E, et al. Vulvar reconstruction using a "V-Y" fascio-cutaneous gluteal flap: a valid reconstructive alternative in post-oncological loss of substance. Arch Gynecol Obstet. 2010; 282(5):521–527

[12] Lee PK, Choi MS, Ahn ST, Oh DY, Rhie JW, Han KT. Gluteal fold V-Y advancement flap for vulvar and vaginal

reconstruction: a new flap. Plast Reconstr Surg. 2006; 118(2):401–406

[13] Lee JH, Shin JW, Kim SW, et al. Modified gluteal fold V-Y advancement flap for vulvovaginal reconstruction. Ann Plast Surg. 2013; 71(5):571–574

[14] Moschella F, Cordova A. Innervated island flaps in morphofunctional vulvar reconstruction. Plast Reconstr Surg. 2000; 105(5):1649–1657

[15] Muneuchi G, Ohno M, Shiota A, Hata T, Igawa HH. Deep inferior epigastric perforator (DIEP) flap for vulvar reconstruction after radical vulvectomy: a less invasive and simple procedure utilizing an abdominal incision wound. Ann Plast Surg. 2005; 55(4):427–429

[16] Nakamura Y, Ishitsuka Y, Nakamura Y, et al. Modified gluteal-fold flap for the reconstruction of vulvovaginal defects. Int J Dermatol. 2010; 49(10):1182–1187

[17] Nelson RA, Butler CE. Surgical outcomes of VRAM versus thigh flaps for immediate reconstruction of pelvic and perineal cancer resection defects. Plast Reconstr Surg. 2009; 123(1):175–183

[18] Persichetti P, Simone P, Berloco M, et al. Vulvo-perineal reconstruction: medial thigh septo-fascio-cutaneous island flap. Ann Plast Surg. 2003; 50(1):85–89

[19] Potkul RK, Barnes WA, Barter JF, Delgado G, Spear SL. Vulvar reconstruction using a mons pubis pedicle flap. Gynecol Oncol. 1994; 55(1):21–24

[20] Pursell SH, Day TG, Jr, Tobin GR. Distally based rectus abdominis flap for reconstruction in radical gynecologic procedures. Gynecol Oncol. 1990; 37(2):234–238

[21] Salgarello M, Farallo E, Barone-Adesi L, et al. Flap algorithm in vulvar reconstruction after radical, extensive vulvectomy. Ann Plast Surg. 2005; 54(2):184–190

[22] Santanelli F, Paolini G, Renzi L, Persechino S. Preliminary experience in reconstruction of the vulva using the pedicled vertical deep inferior epigastric perforator flap. Plast Reconstr Surg. 2007; 120(1):182–186

[23] Spear SL, Pellegrino CJ, Attinger CE, Potkul RK. Vulvar reconstruction using a mons pubis flap. Ann Plast Surg. 1994; 32(6):602–605

[24] Ulrich D, Pallua N. Brustrekonstruktion mit dem Deep Inferior Epigastric Artery Perforator (DIEAP)-Lappen. In: Krupp S, Rennekampff HO, Pallua N, Hrsg. Plastische Chirurgie, Klinik und Praxis. 31. Erg. Lfg.6/08, VI-4.4: 1–20

[25] Weiwei L, Zhifei L, Ang Z, Lin Z, Dan L, Qun Q. Vaginal reconstruction with the muscle-sparing vertical rectus abdominis myocutaneous flap. J Plast Reconstr Aesthet Surg. 2009; 62(3):335–340

三、外阴会阴区域的皮瓣

（一）阴部内动脉皮瓣

1. 解剖

外阴后区血供由阴部内动脉（IPA）提供，IPA是髂内动脉的一个分支。该动脉通过阴股管（Alcock管）深入臀大肌进入骨盆后底部。然后形成分支会阴浅动脉和会阴深动脉。会阴浅动脉向前穿过会阴浅横肌。它的末端分支（后唇分支）供应阴唇的后部。会阴深动脉穿过由会阴浅、深横肌组成的泌尿生殖隔，向前行。IPA 长度 10~12cm，直径 1~1.5mm。该区域的感觉神经来自阴部神经。这个神经伴随 IPA 行进，发出会阴神经，其浅出的分支发出阴唇支，支配会阴和阴唇（图 2-26）。

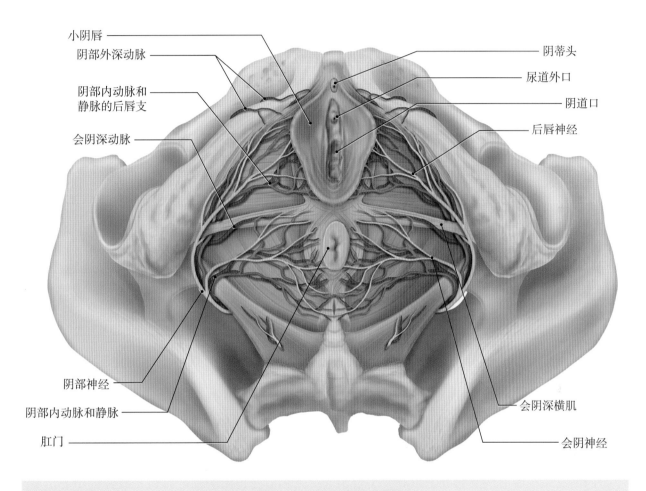

小阴唇
阴部外深动脉
阴部内动脉和静脉的后唇支
会阴深动脉
阴部神经
阴部内动脉和静脉
肛门

阴蒂头
尿道外口
阴道口
后唇神经
会阴深横肌
会阴神经

▲ 图 2-26　外阴会阴区域的解剖

2. 技术

阴部内动脉（IPA）皮瓣的血供使其适合于覆盖整个外阴会阴区域的单侧和双侧缺损。外阴会阴后区所有皮瓣的基部位于一个三角形内，其顶点由阴道入口、肛门和坐骨粗隆界定。该区域血管吻合和穿支血管的密度使其能够形成广泛的皮瓣。即使先前曾在该区域切取过皮瓣，仍有可能在邻近的地方制备第 2 个皮瓣。

沿着大阴唇外缘与其平行可以设计阴股沟皮瓣（内侧花瓣状皮瓣），臀沟皮瓣（低位花瓣状皮瓣），或在它们之间的皮瓣（中间花瓣状皮瓣）。术前患者应该站立位时标记设计皮瓣（图 2-27）。

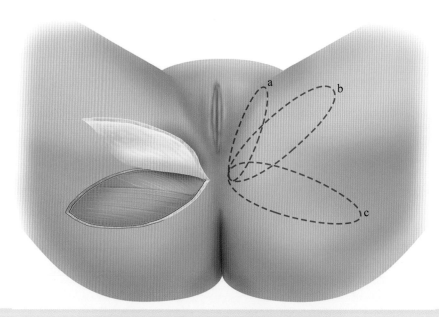

▲ 图 2-27　应用阴部内动脉皮瓣重建技术设计
a. 内侧花瓣状皮瓣；b. 中间花瓣状皮瓣；c. 低位花瓣状皮瓣

术前在皮瓣的基底部，最好应用多普勒超声确定 IPA 的穿出点。将带蒂的皮肤脂肪瓣或筋膜皮瓣从边缘切开，从尖端开始向基底部剥离。在旋转点暴露血管蒂并不是绝对必要的。安全地旋转角度可以在 90° 以内的任何角度。在皮瓣的基底部，皮肤的额外切口和剥离皮下组织，使它有可能形成螺旋桨皮瓣。这大大增加了皮瓣可能的旋转角度，使皮瓣可以用来关闭修复阴道缺损。

皮瓣基底部的宽度与长度比为 1：3.5，保证了可靠的血液灌注。然而，最大尺寸（长 × 宽）不应超过 18cm×6cm。

此外，血管蒂可以用来创建一个双叶皮瓣（阴部大腿臀沟双叶皮瓣）。在此，皮瓣的设计应使皮瓣的前叶位于腹股沟皱褶处，后叶位于臀沟处。剥离后，皮瓣的前叶将位于缺损的中心位置。皮瓣的后叶既可用于覆盖周围缺陷和前叶供区缺损，也可作为 V-Y 皮瓣（V-Y 臀褶皮瓣）提供对缺损的额外覆盖修复（表 2-7）。

表 2-7　阴部内动脉皮瓣的技术

原　理	带蒂筋膜皮瓣
血管供应	阴部内动脉
神经支配	阴部神经
最大尺寸（长度 × 宽度）	18cm×6cm
适应证	外阴和阴道的小到中型缺损，复发性肿瘤的缺损，联合皮瓣重建较大缺损

(1) 阴股沟皮瓣：阴股沟皮瓣适用于覆盖中小型纵行缺损。该皮瓣基于 IPA 的末端分支，以 3.5∶1 的长宽比制备。该皮瓣起源于中缝附近的会阴与大腿内侧近端交界处。大收肌的突起形成了它的后缘。皮瓣的宽度可达 6cm，长度可达 18cm。它的长轴是由腹股沟的皱褶线延伸到大腿内侧。

该皮瓣具有一定的感觉神经支配作用，其蒂包括阴部神经的后唇支和股后皮神经的会阴支。皮瓣上覆盖着毛发，瘢痕位于腹股沟皱褶处，因此不易被发现。外阴根治切除术后，双侧半岛状轴形带蒂 IPA 皮瓣可完成外阴的完整重建，包括阴道前庭和大阴唇前连合与阴蒂系带。这两个皮瓣中的一个应该比外阴区域的软组织缺损大 2cm 左右。以这种方式，皮瓣的转移创造了一个 1cm 宽的褶皱，这模仿了阴蒂在中线的突出。该皮瓣也可以作为单一的岛状皮瓣设计制备（图 2-28 至图 2-30）。

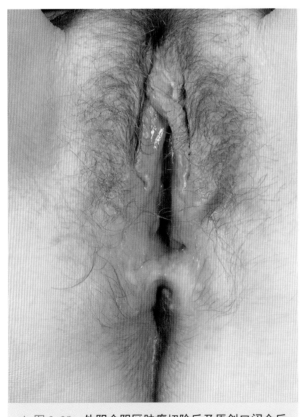

▲ 图 2-28 外阴会阴区肿瘤切除后及原创口闭合后的疼痛性瘢痕

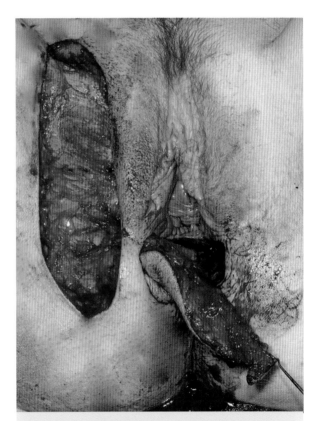

▲ 图 2-29 制备阴股沟皮瓣，通过隧道转移至缺损处。大阴唇的连续性保持完整，获得了更好的美容效果

(2) 低位花瓣状皮瓣或臀沟皮瓣：臀沟筋膜皮瓣是由与阴股沟皮瓣相同的血管网供血的一种有感觉神经支配的皮瓣。其旋转点在阴道前庭附近（图 2-31）。它是会阴浅动脉的皮支。臀沟也就是皮瓣的中轴。皮瓣可以很容易地旋转 90°，使重建阴部每侧的中小型纵向缺损成为可能（图 2-32，图 2-33）。

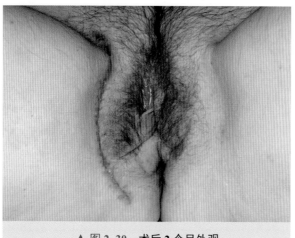

▲ 图 2-30　术后 2 个月外观

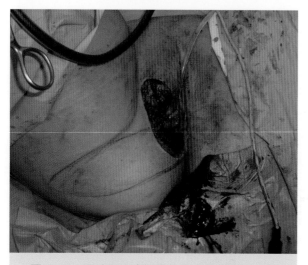

图 2-31　设计臀沟皮瓣血供来自于阴部内动脉

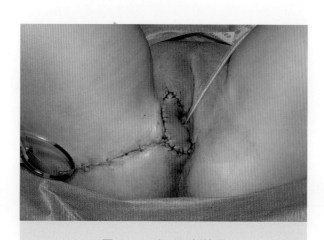

图 2-32　术后即刻效果

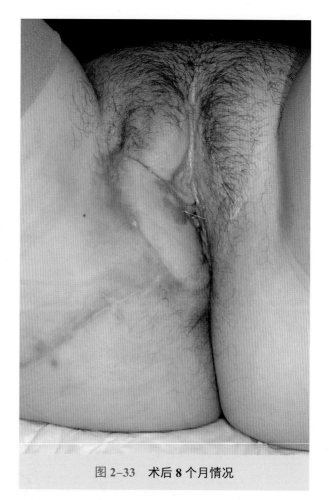

图 2-33　术后 8 个月情况

良好的美容效果也可以实现。该皮瓣模仿了大阴唇的外观，在臀沟处有一个不明显的瘢痕。也适用于根治性外阴切除后复发性恶性肿瘤的修复。在这种情况下，切除的外阴组织的侧角可能包括阴股沟皮瓣的供应血管。而位于更外侧的皮支不受影响，仍可使用臀沟筋膜皮瓣。

（3）V-Y 臀沟筋膜皮瓣：臀沟筋膜 V-Y 推进皮瓣是修复外阴缺损的另一种选择。在缺损外侧的皮肤上画线标记（图 2-34，图 2-35，图 2-36）。如果皮瓣位于更远的后方，血管供应由会阴浅动脉的终末支提供，它本身就是 IPA 的终支。如果是一个较大的皮瓣，它也会包含

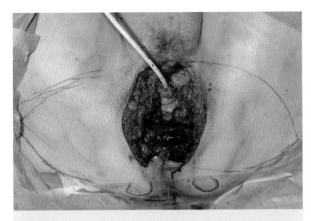

▲ 图 2-34　广泛的外阴会阴缺损与双侧 V-Y 皮瓣的设计

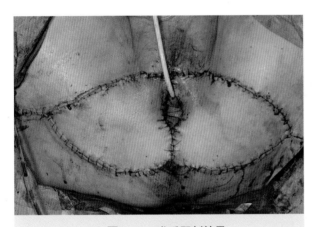

▲ 图 2-35　术后即刻效果

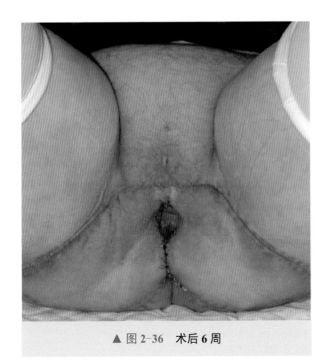

▲ 图 2-36　术后 6 周

臀下动脉的降支（图 2-34）。本例血流灌注情况较好。如果皮瓣位于更前面的位置，它将从外生殖器外的闭孔动脉和股动脉系统的穿支血管获得血液供应。神经沿血管走行，在重建区存在一定程度的感觉神经支配。该皮瓣具有广泛的血管供应，与其他筋膜皮瓣相比，缝合关闭伤口所需的剥离更少，因此非常可靠。

这个皮瓣可以用来覆盖所有类型的外阴缺损。它非常适合于高风险的患者，如有超重、糖尿病或吸烟。即使是非常广泛的缺损，特别是后部的缺损，也可以闭合。皮瓣改良的设计已经被描述，其中皮瓣的轴从大腿内侧延伸到臀沟。V 形三角皮瓣的纵轴位于臀沟区。基底使外阴缺损的边缘缩小一半。由于臀沟内有大量可用的软组织，皮瓣可以进一步延伸利用。其缺点是剩余的大阴唇的毛发可能被移向阴道，阴唇的连续性被中断。这个皮瓣不应该是重建外阴缺损的首选，因为它通常妨碍了 IPA 皮瓣的后续使用。

（二）阴部外深动脉皮瓣

1. 解剖

外阴会阴前区血管由阴部外深动脉（DEPA）和阴部外浅动脉（SEPA）供应。

阴部外深动脉（DEPA）作为股动脉的一个分支穿过耻骨肌和长内收肌并穿过大腿内侧的阔筋膜。其末端分支（前唇支）供应阴唇的前部，分别与会阴深、浅动脉或其末端分支相吻合。阴部外浅动脉（SEPA）穿过腹股沟韧带下方的筋膜，越过子宫圆韧带（圆韧带），并分支进入前会阴皮下组织。其终末支也与会阴浅、深动脉吻合（表 2-8）。

表 2-8　阴部外动脉皮瓣的技术

原　理	带蒂筋膜皮瓣
血管供应	DEPA
神经支配	生殖股神经
最大尺寸（长 × 宽）	12cm×4cm

DEPA. 阴部外深动脉

2. 技术

阴部外深动脉（DEPA）供血的皮瓣适用于覆盖外阴会阴前区单侧和双侧缺损。

外阴前区皮瓣（阴股沟皮瓣、DEPA 皮瓣）的基底部位于阴唇前连合部与阴股沟外生殖器之间的下方，以保证来自 DEPA 向前的血供。可以掀起 12cm×4cm（长 × 宽）的皮瓣，用于外阴重建，同时闭合供区部位的缺损（图 2-37）。

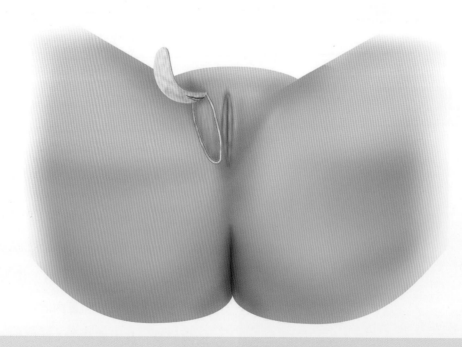

▲ 图 2-37　阴部外深动脉皮瓣的设计与原则

（三）来自闭孔动脉前支的皮瓣

1. 解剖

腹股沟外阴部外侧区域由闭孔动脉前支供应。闭孔动脉起源于髂内动脉，沿着骨盆侧壁向闭孔延伸，穿过闭孔通过闭孔管进入骨盆并分为前支和后支。

2. 技术

闭孔动脉前支供血区域的皮瓣特别适合重建大阴唇。

闭孔动脉穿支皮瓣的基底部位于阴股沟处。闭孔动脉前支的穿支位于耻骨下支远端约 1.5cm 处即股薄肌的起点，术前应经多普勒超声识别并标记。阴股沟是皮瓣的纵轴。

此皮瓣的最大可能尺寸为 15cm×7cm（长 × 宽）。穿支长约 5cm，直径从内侧向外侧逐渐增大。如果进行适当的血管解剖，有助于形成一个岛状皮瓣。供区部位的缺损在宽度 5～6cm，通常可以一期缝合（图 2-38，图 2-39，表 2-9）。

表 2-9　以闭孔动脉前支为基础的皮瓣技术

原　理	穿支皮瓣
血管供应	闭孔动脉前支
最大尺寸（长 × 宽）	15cm×7cm

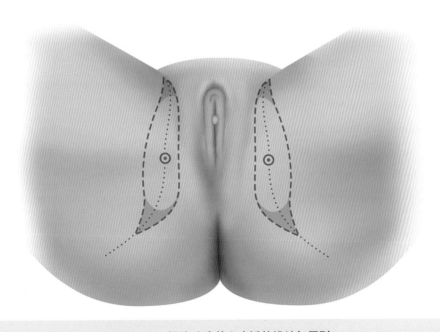

▲ 图 2-38　闭孔动脉前支皮瓣的设计与原则

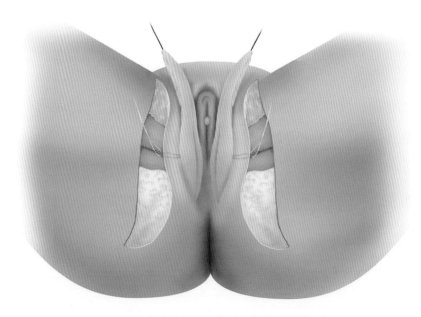

▲ 图 2-39　每侧以闭孔动脉前支为血供基础的皮瓣掀起。皮瓣通过隧道转移至双侧缺损处

拓展阅读

[1] Arkoulakis NS, Angel CL, DuBeshter B, Serletti JM. Reconstruction of an extensive vulvectomy defect using the gluteus maximus fasciocutaneous V-Y advancement flap. Ann Plast Surg. 2002; 49(1):50–54

[2] Bodin F, Weitbruch D, Seigle-Murandi F, Volkmar P, Bruant-Rodier C, Rodier JF. Vulvar reconstruction by a "suprafascial" lotus petal flap after surgery for malignancies. Gynecol Oncol. 2012; 125(3):610–613

[3] Buda A, Confalonieri PL, Rovati LC, Signorelli M, Del Bene M. Tunneled modified lotus petal flap for surgical reconstruction of severe introital stenosis after radical vulvectomy. Int J Surg Case Rep. 2012; 3(7):299–301

[4] Carramaschi F, Ramos ML, Nisida AC, Ferreira MC, Pinotti JA. V–Y flap for perineal reconstruction following modified approach to vulvectomy in vulvar cancer. Int J Gynaecol Obstet. 1999; 65(2):157–163

[5] El-Khatib HA. V-Y fasciocutaneous pudendal thigh flap for repair of perineum and genital region after necrotizing fasciitis: modification and new indication. Ann Plast Surg. 2002; 48(4):370–375

[6] Hashimoto I, Nakanishi H, Nagae H, Harada H, Sedo H. The gluteal-fold flap for vulvar and buttock reconstruction: anatomic study and adjustment of flap volume. Plast Reconstr Surg. 2001; 108(7):1998–2005

[7] Höckel M, Dornhöfer N. Anatomical reconstruction after vulvectomy. Obstet Gynecol. 2004; 103(5 Pt 2):1125–1128

[8] Höckel M, Schmidt K, Bornmann K, Horn LC, Dornhöfer N. Vulvar field resection: novel approach to the surgical treatment of vulvar cancer based on ontogenetic anatomy. Gynecol Oncol. 2010; 119(1):106–113

[9] Knol ACA, Hage JJ. The infragluteal skin flap: a new option for reconstruction in the perineogenital area. Plast Reconstr Surg. 1997; 99(7):1954–1959

[10] Kuokkanen H, Mikkola A, Nyberg RH, Vuento MH, Kaartinen I, Kuoppala T. Reconstruction of the vulva with sensate gluteal fold flaps. Scand J Surg. 2013; 102(1):32–35

[11] Lazzaro L, Guarneri GF, Rampino Cordaro E, et al. Vulvar reconstruction using a "V-Y" fascio-cutaneous gluteal flap:

a valid reconstructive alternative in post-oncological loss of substance. Arch Gynecol Obstet. 2010; 282(5):521–527

[12] Lee JH, Shin JW, Kim SW, et al. Modified gluteal fold V-Y advancement flap for vulvovaginal reconstruction. Ann Plast Surg. 2013; 71(5):571–574

[13] Lee PK, Choi MS, Ahn ST, Oh DY, Rhie JW, Han KT. Gluteal fold V-Y advancement flap for vulvar and vaginal reconstruction: a new flap. Plast Reconstr Surg. 2006; 118(2):401–406

[14] Misani M, Rovati LC, Confalonieri P, Buda A, Giuliani D, Del Bene M. Modified lotus petal flap for vulvo-vaginal reconstruction after resection for vulvar cancer: a single institution experience. Handchir Mikrochir Plast Chir. 2011; 43(4):250–254

[15] Monstrey S, Blondeel P, Van Landuyt K, Verpaele A, Tonnard P, Matton G. The versatility of the pudendal thigh fasciocutaneous flap used as an island flap. Plast Reconstr Surg. 2001; 107(3):719–725

[16] Moschella F, Cordova A. Innervated island flaps in morphofunctional vulvar reconstruction. Plast Reconstr Surg. 2000; 105(5):1649–1657

[17] Nakamura Y, Ishitsuka Y, Nakamura Y, et al. Modified gluteal-fold flap for the reconstruction of vulvovaginal defects. Int J Dermatol. 2010; 49(10):1182–1187

[18] Ninomiya R, Kishi K, Imanishi N, Nakajima H, Nakajima T. Reconstruction of vulva using pudendal thigh gluteal fold bilobed flap. J Plast Reconstr Aesthet Surg. 2010; 63(2):e130–e132

[19] O'Dey DM, Bozkurt A, Pallua N. The anterior Obturator Artery Perforator (aOAP) flap: surgical anatomy and application of a method for vulvar reconstruction. Gynecol Oncol. 2010; 119(3):526–530

[20] Sawada M, Kimata Y, Kasamatsu T, et al. Versatile lotus petal flap for vulvoperineal reconstruction after gynecological ablative surgery. Gynecol Oncol. 2004; 95(2):330–335

[21] Tateo A, Tateo S, Bernasconi C, Zara C. Use of V-Y flap for vulvar reconstruction. Gynecol Oncol. 1996; 62(2):203–207

[22] Ulrich D, Ulrich F. Rekonstruktionen im Bereich der Vulva. In: Krupp S, Rennekampff HO, Pallua N, Hrsg. Plastische Chirurgie, Klinik und Praxis. 2008; 32. Erg. Lfg. 12/08, VII-3: 1–20

[23] Warrier SK, Kimble FW, Blomfield P. Refinements in the lotus petal flap repair of the vulvo-perineum. ANZ J Surg. 2004; 74(8):684–688

[24] Yii NW, Niranjan NS. Lotus petal flaps in vulvo-vaginal reconstruction. Br J Plast Surg. 1996; 49(8):547–554

[25] Yun IS, Lee JH, Rah DK, Lee WJ. Perineal reconstruction using a bilobed pudendal artery perforator flap. Gynecol Oncol. 2010; 118(3):313–316

四、臀部皮瓣

（一）臀下动脉穿支皮瓣

1. 解剖

臀下动脉与阴部内动脉一起起源自髂内动脉，臀下动脉自坐骨大孔下方穿出后，沿梨状肌伴行，至股骨大转子。在此处行程中臀下动脉发出穿支，穿过覆盖在上方的臀大肌。除对臀部肌肉供血以外，它的末端分支也供应臀下部及大腿近端后方区域的皮肤（图 2-40）。

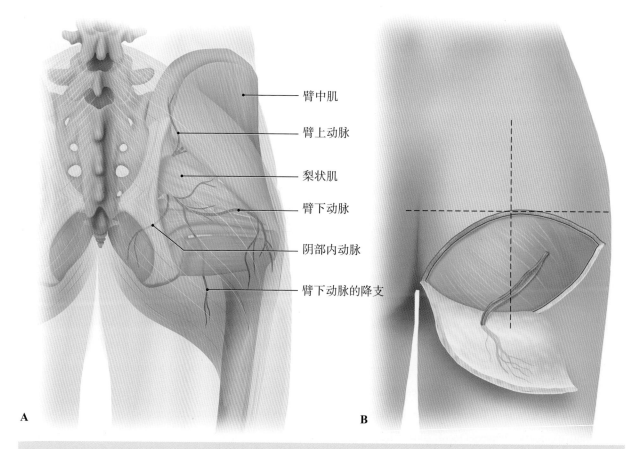

臀中肌
臀上动脉
梨状肌
臀下动脉
阴部内动脉
臀下动脉的降支

A   **B**

▲ 图 2-40 **IGAP 皮瓣**

A. 血管区域解剖；B. IGAP 皮瓣原理 注意穿支从臀下动脉进入臀部下外侧象限

2. 技术

患者的手术体位应该有利于医师掀起皮瓣。为了覆盖外阴部缺损，建议使用带血管蒂的螺旋桨皮瓣。臀下动脉出现于梨状肌下方，大约在尾骨水平，位于中线外侧 2～4cm 处。当它向外侧延伸时，它向臀部下外侧象限的皮下组织发出许多穿支。按照这些穿支血管的位置恰当设计一水平或斜的岛状皮瓣并画线标记，皮瓣大小取决于缺损大小。阴道后壁可用一个双叶瓣来重建，皮瓣中叶用来重建阴道后壁缺损，皮瓣侧叶用来修复继发缺损（图 2-41 至图 2-44）。

皮瓣切取范围宽 6～13cm，长 20～25cm 是可能的。剥离从下到上，从外侧到内侧，直到先前标记的穿支血管附近。然后将穿支血管穿过肌肉进行解剖。皮瓣的旋转半径应在 90°～135°，且其血管蒂解剖长度应有 2～3cm，以保证安全的旋转而不使血管发生扭曲。待血流灌注良好证实后，皮瓣完全掀起，旋转入缺损处，靠近缝合（表 2-10）。

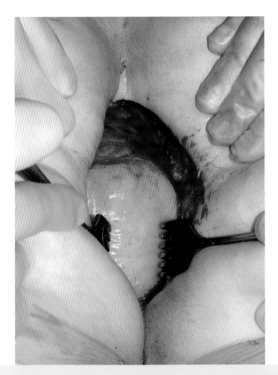

▲ 图 2-41　阴道后壁的缺损继发于盆底会阴肿瘤根治术后

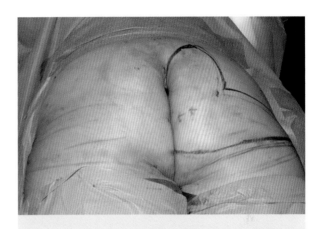

▲ 图 2-42　设计基于臀下动脉的双叶穿支皮瓣

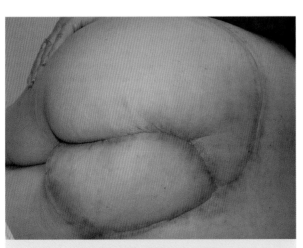

▲ 图 2-43　术后 4 个月结果

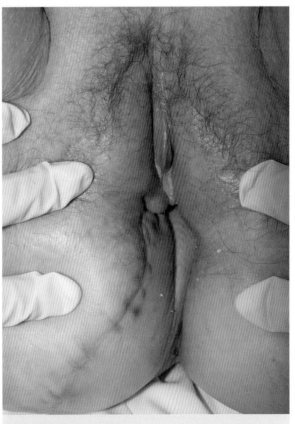

▲ 图 2-44　术后 4 个月阴道功能恢复情况

表 2-10　IGAP 皮瓣技术

原　理	穿支皮瓣
血供	臀下动脉
最大尺寸（长×宽）	（20～25）cm×（6～13）cm
适应证	中到大的外阴会阴缺损，根治术后形成的阴道后壁缺损，复发性肿瘤手术后缺损

IGAP. 臀下动脉穿支

3. 可能的并发症

继发于臀下动脉穿支（IGAP）皮瓣的并发症包括血肿、感染、切口愈合不良等。

供瓣区孤立的血清肿及皮瓣部分坏死可能被观察到。臀部不对称及瘢痕形成可能困扰患者。

（二）会阴部螺旋桨穿支皮瓣重建外阴部软组织

1. 解剖

此区域血供主要由臀上动脉及臀下动脉供应，部分由阴部动脉供应。会阴部近端内侧大腿区域的这些穿支血管适合于制作螺旋桨穿支皮瓣。

2. 技术

会阴部区域穿支血管特别丰富，适合切取螺旋桨皮瓣，任何有穿支血管的区域都可以切取。术前应以多普勒定位穿支位置，做探查切口，分离筋膜，解剖到穿支血管穿过筋膜的准确位置，然后分别设计皮瓣。肌内血管蒂的解剖需要显微外科技术，就像制作经典的穿支皮瓣一样。穿支皮瓣通常由一条动脉和两条伴行的静脉组成，必须精确地解剖显露出来，以便在以后将游离后的皮瓣旋转 180° 以上时，不会发生静脉扭转成结。如发生皮瓣血管蒂扭转，可能发生静脉血流淤滞，进而导致皮瓣坏死。此皮瓣旋转范围较大，最大可达 180°。供瓣区一般可直接拉拢缝合，极少需植皮修复。注意术后管理，避免术区受压是皮瓣成活的关键（图 2-45，图 2-46，表 2-11）。

表 2-11　穿支螺旋桨皮瓣技术

原　理	穿支动脉皮瓣旋转 180°
血供	臀上动脉、臀下动脉、阴部动脉
最大尺寸（长×宽）	（20～25）cm×（6～13）cm
适应证	腹股沟区、阴唇、阴道壁软组织缺损的重建，肛门、会阴和阴囊软组织缺损的重建

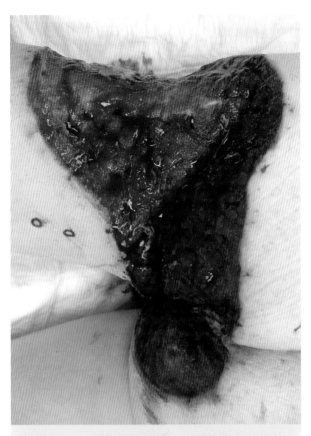

▲ 图 2-45　交通事故后肛门 - 生殖器软组织缺损。直肠部分切除术及结肠造口术后状态（穿支螺旋桨皮瓣）

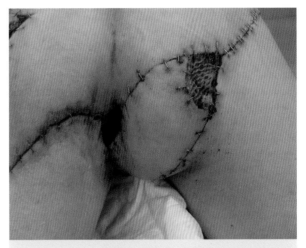

▲ 图 2-46　基于臀下动脉穿支螺旋桨皮瓣旋转180°后所见。对侧采用改良菱形皮瓣旋转修复，供区直接缝合闭合（穿支螺旋桨皮瓣）

拓展阅读

[1] Blondeel PN, Beyens G, Verhaeghe R, et al. Doppler flowmetry in the planning of perforator flaps. Br J Plast Surg. 1998; 51(3):202–209

[2] Boccola MA, Rozen WM, Ek EW, Teh BM, Croxford M, Grinsell D. Inferior gluteal artery myocutaneous island transposition flap reconstruction of irradiated perineal defects. J Plast Reconstr Aesthet Surg. 2010; 63(7):1169–1175

[3] Cheng A, Saint-Cyr M. Split and thinned pedicle deep inferior epigastric perforator (DIEP) flap for vulvar reconstruction. J Reconstr Microsurg. 2013; 29(4):277–282

[4] Hainsworth A, Al Akash M, Roblin P, Mohanna P, Ross D, George ML. Perineal reconstruction after abdominoperineal excision using inferior gluteal artery perforator flaps. Br J Surg. 2012; 99(4):584–588

[5] Jakubietz RG, Jakubietz MG, Jakubietz DF, et al. Ischial pressure sores: reconstruction using the perforator-based reverse flow musculocutaneous 180 degrees propeller flap. Microsurgery. 2009; 29(8):672–675

[6] Jakubietz RG, Jakubietz DF, Zahn R, Schmidt K, Meffert RH, Jakubietz MG. Reconstruction of pressure sores with perforator-based propeller flaps. J Reconstr Microsurg. 2011; 27(3):195–198

[7] Jakubietz RG, Schmidt K, Holzapfel BM, et al. Soft tissue reconstruction of the distal lower extremity with 180 degree propeller flaps. Oper Orthop Traumatol. 2012; 24:43–49

[8] Morrison EJ, Shoukath S, Tansley P, Grinsell D. Donor site morbidity of an islanded inferior gluteal artery myocutaneous flap with vascularized fascia lata. J Plast Reconstr Aesthet Surg. 2013; 66(7):962–967

[9] Scheufler O, Farhadi J, Kovach SJ, et al. Anatomical basis and clinical application of the infragluteal perforator flap. Plast Reconstr Surg. 2006; 118(6):1389–1400

[10] Schmidt VJ, Horch RE, Dragu A, et al. Perineal and vaginal wall reconstruction using a combined inferior gluteal and pudendal artery perforator flap: a case report. J Plast Reconstr Aesthet Surg. 2012; 65(12):1734–1737

[11] Smeets L, Hendrickx B, Teo TC. The propeller flap concept used in vaginal wall reconstruction. J Plast Reconstr Aesthet Surg. 2012; 65(5):629–633

[12] Ulrich D, Pallua N. Freestyle-Perforatorlappen. In: Krupp S, Rennekampff NO, Pallua N, Hrsg. Plastische Chirurgie, Klinik und Praxis. 2009; 32. Erg. Lfg. 12/08, VII-3: 1–20

[13] Unal C, Yirmibesoglu OA, Ozdemir J, Hasdemir M. Superior and inferior gluteal artery perforator flaps in reconstruction of gluteal and perianal/perineal hidradenitis suppurativa lesions. Microsurgery. 2011; 31(7):539–544

[14] Wagstaff MJ, Rozen WM, Whitaker IS, Enajat M, Audolfsson T, Acosta R. Perineal and posterior vaginal wall reconstruction with superior and inferior gluteal artery perforator flaps. Microsurgery. 2009; 29(8):626–629

五、大腿区域皮瓣

（一）大腿内侧、前内侧、后侧皮瓣

1. 解剖

大腿内侧血供由近端到远端由阴部外深动脉（DEPA）、闭孔动脉前支、旋股内侧动脉、股浅动脉及股深动脉提供。大腿前内侧近端血供来自阴部外深动脉，远端则来自股浅动脉在大隐静脉附近和缝匠肌周围的皮支。除股外神经和髂腹股沟神经外，股神经前皮支也支配该区域。大腿后侧血供主要由臀下动脉下行支提供，该支位于股二头肌和半腱肌间，走行于该区域筋膜中。臀下动脉下行支由股后皮神经伴行并支配该区域。

2. 技术

设计大腿内侧、前侧和前内侧皮瓣的起点是耻骨结节，在这里与腹股沟韧带融合。大腿内侧皮瓣以耻骨结节为底端，沿腹股沟外生殖器向后延伸。由于沿股薄肌和大收肌有肌皮穿支和肌间隔皮穿支供应，在筋膜剥离时应沿这些肌肉延伸。因此可设计成最大 18cm×14cm（长 × 宽）的 V–Y 皮瓣，可用来覆盖会阴部缺损。它不需要游离整个阴股沟部的皮瓣，也可以形成转移皮瓣或岛状皮瓣（表 2–12）。

表 2–12　大腿皮瓣技术

原　理	皮肤皮下脂肪易位皮瓣
最大尺寸（长 × 宽）	（10 ～ 14）cm×（5 ～ 8）cm（大腿内侧皮瓣）、16cm×9cm（大腿前侧皮瓣）、12cm×8cm（大腿前内侧皮瓣、35cm×（6 ～ 15）cm（大腿后侧皮瓣）
适应证	中至大型外阴缺损、复发性肿瘤切除后的缺损

当必须覆盖较深的缺损时，宜采用带股薄肌的近端部分的肌皮瓣。尽管有必要将旋股外侧动脉降支分开，但该皮瓣的血流灌注最大可确保达到（10～14）cm×（5～8）cm（长 × 宽）面积。根据邻近皮肤的范围和弹性，供区部位的缺损采用直接缝合封闭，或者用中厚皮片移植覆盖。

大腿前皮瓣以耻骨结节为皮瓣底端的内侧点，沿腹股沟韧带向外侧延伸。从这里可以掀起一个约 16cm×9cm（长 × 宽）的筋膜易位皮瓣，其供区缺损通常可以用直接缝合或植皮来修复（图 2–47）。

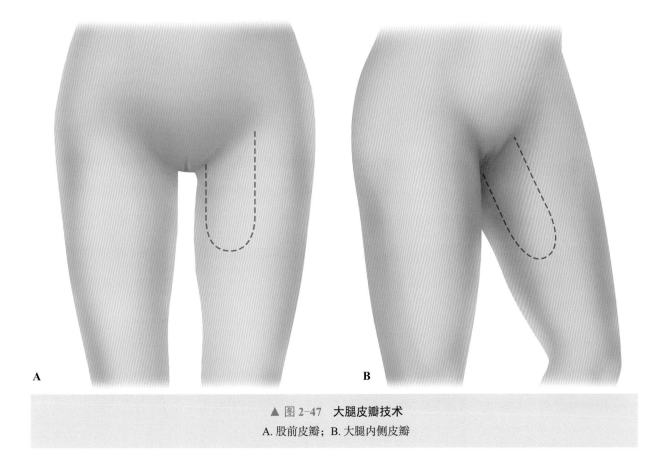

A　　　　　　　　　　　　　　　　　　　**B**

▲ 图 2-47　**大腿皮瓣技术**
A. 股前皮瓣；B. 大腿内侧皮瓣

耻骨结节形成大腿前内侧皮瓣基底部的近前端点，它位于长内收肌的轴线上。由股动脉浅支和DEPA 供应，可以掀起 12cm×8cm（长 × 宽）的皮瓣（图 2–48）。

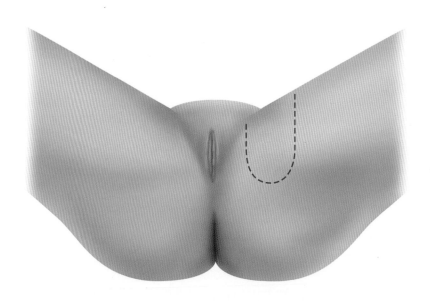

▲ 图 2-48　大腿前内侧皮瓣

　　与前面提到的皮瓣相比，大腿后方皮瓣（图 2-49 至图 2-52）的基底部是由臀大肌的下边缘所界定的。在这里，神经血管蒂进入大腿后方，经大转子和坐骨粗隆之间的中间位置达臀沟水平，继续沿大腿后侧中线向尾侧延伸。在此区域设计皮瓣，宽度在 6～15cm，长度可达 35cm，或延伸到腘窝上约 8cm 处。

　　解剖是从下到上进行的。在做了一个下切口并将肌肉筋膜分开后，必须识别臀下动脉的下行支和行走在它内侧的神经。在此之后，剥离继续从近端至臀沟水平，形成筋膜皮瓣。如果皮瓣的长度不足以覆盖缺损，臀大肌可以在外侧和内侧切口。然后，将皮瓣直接旋转到缺损处，或将表皮去除作为岛状皮瓣通过皮下隧道放置缺损处。若要制作带神经血管蒂的岛状皮瓣，也可在近端开始分离解剖，这需要术前和术中使用多普勒超声来识别在皮瓣近端边缘筋膜下的血管蒂走行。血管蒂的解剖继续至皮肤岛，当皮瓣旋转到位后，宽度不超过 8～10cm 的供区缺损通常用直接缝合关闭或用中厚皮片覆盖修复（图 2-53）。

　　3. 可能的并发症

　　大腿皮瓣术后常见的并发症包括血肿、感染、切口愈合不良等。

　　皮瓣部分坏死及供区问题可能出现，尤其在皮瓣较宽的病例中发生。

（二）股薄肌皮瓣

1. 解剖

股薄肌起源于耻骨下支的腱膜和耻骨联合，向下沿着大腿内侧皮下行走，止于胫骨粗隆内侧。

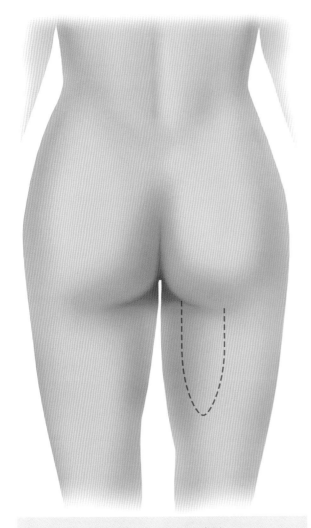

▲ 图 2-49　大腿后皮瓣

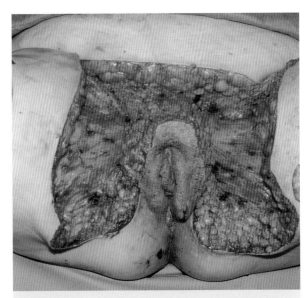

▲ 图 2-50　化脓性汗腺炎切除后广泛的外阴缺损

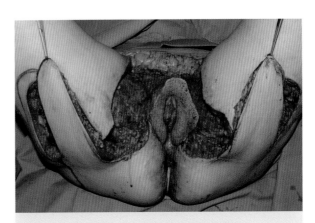

▲ 图 2-51　掀起双侧大腿后皮瓣

供应股薄肌的血管束起源于旋股内侧动脉及其伴发的静脉（通常为 2 条），位于大收肌和长内收肌之间的耻骨结节远端约 10cm 处，在肌肉近段和中段 1/3 处的交界处。支配神经（闭孔神经）大约从 3cm 的高度斜向进入肌肉内。

2. 技术

为了方便切取皮瓣，患者取平卧位，髋部外展，膝部弯曲；或取截石位。带蒂肌皮瓣覆盖外阴缺损。虽然血管蒂解剖结构允许，但横向股薄肌皮瓣（TUG）有效半径太小，故股薄

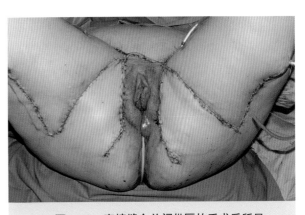

▲ 图 2-52　直接缝合关闭供区的手术后所见

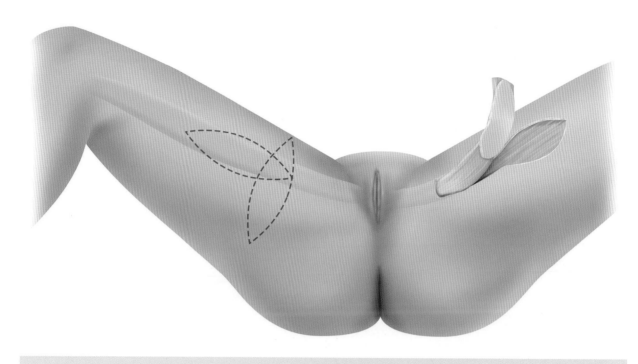

▲ 图 2-53　股薄肌皮瓣技术

肌皮瓣通常仅设计为纵轴方向岛状瓣。此外，作为股薄肌近端次要血供的旋股外侧动脉降支虽然已经分离，但仍可使用，并能保证充足血供，故皮瓣可以类似大腿内侧皮瓣的方式切取（见前述，"大腿内侧、前内侧、后侧皮瓣"）。

设计该皮瓣时，在股薄肌的纵轴上从股骨内侧髁到位于耻骨结节和坐骨粗隆两者之间的耻骨下支画一条线，或者在可触及的长内收肌后 2～3cm 处画一条线。

纵向的岛状皮瓣的血液灌注仅在股薄肌近端至远端 1/3 处才能得到保证（图 2-54）。为保证岛状肌皮瓣在肌肉中的最佳位置，建议于膝关节间隙上方约 10cm 处做额外切口，以便寻找血管穿支进入股薄肌的肌腱。只有这样才能确定、切开和解剖岛状皮瓣，纵向皮瓣的最大尺寸为（14～20）cm×（8～10）cm（长 × 宽）。

解剖剥离继续从远端到近端，从前到后，注意大隐静脉和大隐神经的走行。经皮下解剖及肌筋膜前显露后，发现股薄肌与长内收肌之间的间隔并分离，确定血管蒂位置并解剖血管蒂，解剖长度可达 6cm 左右。一旦被确定，肌皮瓣可以从远端掀起。结扎出现在远端的肌皮穿支和肌间隔穿支，并将远端肌皮瓣游离掀起。根据需要的长度和旋转半径，肌肉也可以从耻骨近端被解剖切断。皮瓣可以直接转移至缺损处，或通过阴股沟处的隧道转移（图 2-55）。供区部位的缺损通常可以直接缝合关闭。

也可以使用股薄肌作为没有皮肤的肌肉瓣，特别适合生殖器区域需要肌肉填充的情况。剥离的范围取决于所需的肌肉数量，在这种情况下，可以通过在股薄肌起始处的近端纵行切口进行。最后，暴露的肌肉组织部分可以用中厚皮片移植覆盖修复（表2-13）。

表2-13 股薄肌皮瓣技术

原 理	带蒂肌皮瓣或肌瓣
血供	旋股内侧动脉、Ⅱ型
神经支配	闭孔神经
最大尺寸（长×宽）	（14～20）cm×（8～10）cm
适应证	外阴中央及阴道低位大中型缺损、复发肿瘤及放射治疗术后缺损、清创术及筋膜皮瓣重建术后并发症、直肠阴道瘘

3. 可能的并发症

除了血肿、感染和切口愈合不良外，也可能出现岛状皮瓣坏死，尤其是在手术方案计划不周全的情况下发生。非常宽的皮瓣也可能在供瓣区出现并发症。

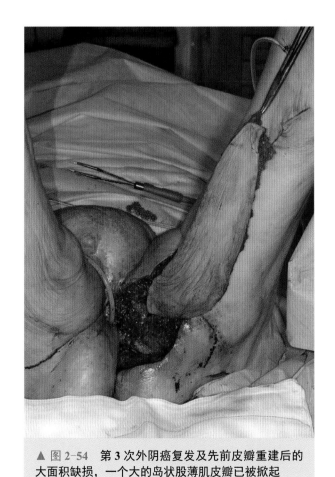

▲ 图 2-54 第3次外阴癌复发及先前皮瓣重建后的大面积缺损，一个大的岛状股薄肌皮瓣已被掀起

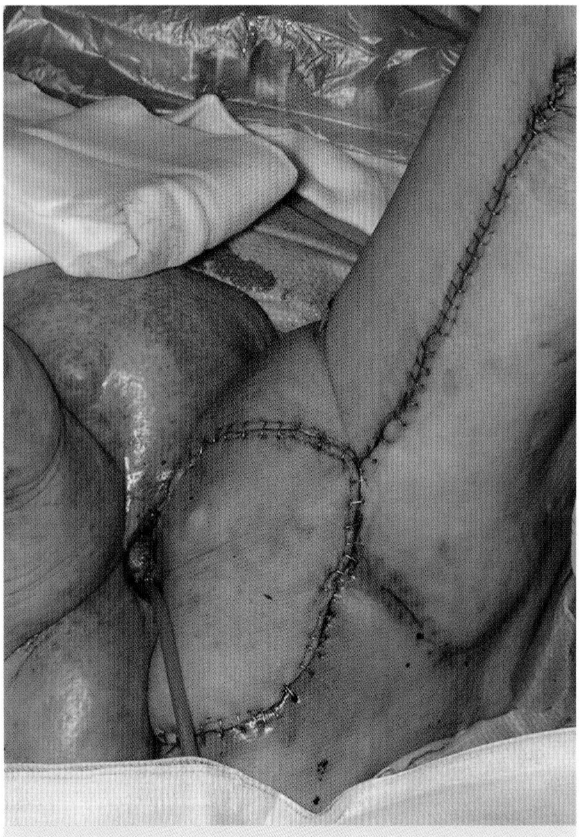

▲ 图 2-55 供瓣区一期直接闭合术后结果

（三）股直肌皮瓣

1. 解剖

股直肌起源于髂前上棘和略高于髋臼的髂骨。它的肌腱与股四头肌的其余部分一起插入髌骨基部，它的运动神经来自股神经。股直肌的血供来源于旋股外侧动脉，它的下行支位于股中间肌和股外侧肌之间，其分支进入股直肌距腹股沟韧带远侧约 8cm（图 2-56，图 2-57）。

2. 技术

肌肉的纵轴由髂前上棘到髌骨外侧缘画一条线标出，画线的中间 1/3 作为手术入路。如果该皮瓣不是作为简单的肌瓣，而是作为肌皮瓣，则建议术前和术中应用多普勒超声对穿支血管进行确定和标记。切取肌皮瓣时，宽度应预先以抓捏皮肤测试其活动度利于一期直接缝合关闭供区创面。切口长度应只延伸到大腿中 1/3 处。从远端开始，切开分离肌筋膜至肌腱联合处与肌肉附着处。缝匠肌在股直肌的更近端交叉，缝匠肌须牵向内侧以便神经血管束能够被识别和暴露。运动神经支应结扎并分离。在剥离完成后，肌皮瓣可以直接旋转进入缺损区或通过腹股沟隧道转移（表 2-14）。

表 2-14　股直肌皮瓣技术

原　　理	带蒂肌皮瓣或肌瓣
血供	旋股外侧动脉降支、Ⅱ型
神经支配	股神经
最大尺寸（长 × 宽）	20cm×8cm
适应证	会阴部和阴道下端的中等至大的缺损、复发性肿瘤手术及放射治疗后的缺损、其他皮瓣重建后的广泛并发症

注意：如果设计该肌皮瓣旋转半径太短，肌肉也可以从皮瓣近端分离。

（四）股前外侧穿支皮瓣

1. 解剖

皮瓣的动脉供应由旋股外侧动脉降支提供。动静脉血管束在股直肌和股外侧肌之间的股中间肌上向远端走行，血管同时发出后可形成肌间隔穿支，肌皮穿支直接进入皮肤，可用于设计形成岛状皮瓣。

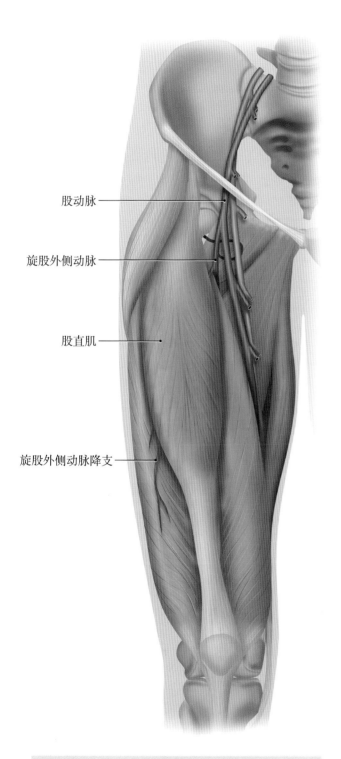

股动脉

旋股外侧动脉

股直肌

旋股外侧动脉降支

▲ 图 2-56　股直肌皮瓣血管供应

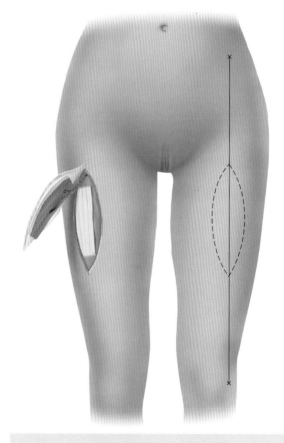

▲ 图 2-57　术前设计以旋股外侧动脉降支为血管供应的股直肌皮瓣（左腿）及掀起皮瓣

2. 技术

设计以股外侧肌和股直肌间隙为纵轴，对应于髂前上棘至髌骨外侧缘的连线。术前可使用多普勒定位，从连线的中点开始以半径为 3cm 圆形区域内探测标记穿支血管位置，位于肌肉近端和中 1/3 联合处的穿支可用于阔筋膜张肌肌皮瓣。以防远端穿支不能充分暴露或已损伤，建议在设计时也包含这些穿支。筋膜皮瓣的宽度应限制在 8～10cm（根据夹捏试验）以利于供区缺损的直接闭合，长度最大可达 25cm（图 2-58）。

分离从内侧开始，解剖分离股外侧肌与股直肌间隙，显露和保留股直肌上方所有的血管穿支。当完成从外侧向肌间隙的解剖分离，这样就可应用来自股外侧肌筋膜的肌皮穿支。如果在此之后能找到 1～2 个合适的穿支，则继续沿着这些肌皮穿支或肌间隔穿支继续剥离，直至旋股外侧动脉的下行支。因此，根据肌皮瓣的设计和穿支进入皮瓣的位置，解剖血管蒂的长度最大可达 7cm。当皮瓣完全掀起和移动后，可以在其蒂上旋转并通过腹股沟皮下隧道转移（图 2-59 至图 2-61）或通过辅助切口旋转进入缺损区。在一些情况下，有必要将血管蒂穿入股外侧肌下以获得更大的活动半径闭合缺损。当该皮瓣被用来重建阴道后壁时这样做可能是必需的（表 2-15）。

表 2-15　股前外侧（ALT）穿支皮瓣技术

原　理	穿支筋膜皮瓣
血供	旋股外侧动脉降支
神经支配	股外侧皮神经
最大尺寸（长 × 宽）	25cm×10cm
适应证	见前述，"股直肌皮瓣"

ALT. 股前外侧

3. 可能的并发症

除血肿、感染和伤口愈合不佳外，皮瓣过宽（＞11cm）也可能出现供区缺损关闭问题，需要植皮才能修复。在少数情况下，也可观察到部分坏死的岛状皮瓣或后期瘢痕问题导致阴道入口的狭窄。

（五）阔筋膜张肌皮瓣

1. 解剖

阔筋膜张肌皮瓣起源于髂前上棘，与阔筋膜和髂胫束汇合，并插入胫骨外侧髁。该皮瓣的主要滋养血管为旋股外侧动脉升支（图 2-62，图 2-63）。

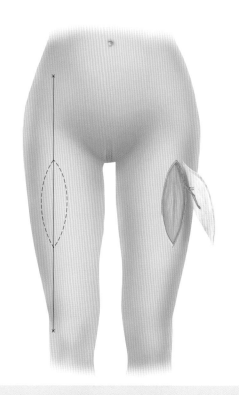

▲ 图 2-58 大腿前外侧皮瓣（右腿）及旋股外侧动脉降支穿支皮瓣的术前准备

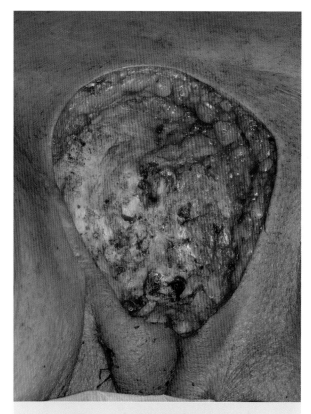

▲ 图 2-59 复发性外阴癌切除后的缺损

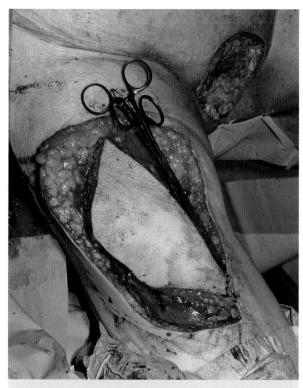

▲ 图 2-60 切开近端带蒂的股前外侧穿支皮瓣，经隧道转移

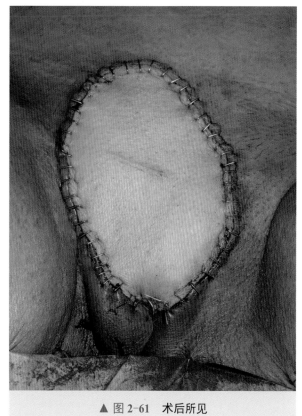

▲ 图 2-61 术后所见

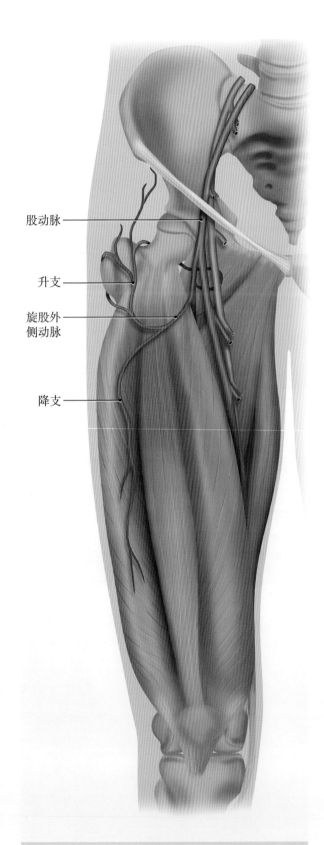

股动脉

升支

旋股外
侧动脉

降支

▲ 图 2-62 阔筋膜张肌皮瓣的血管供应

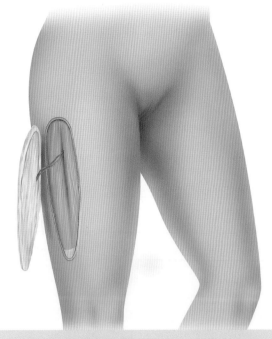

▲ 图 2-63 阔筋膜张肌皮瓣原理：旋股外侧动脉上行支穿支的解剖显露，掀起皮瓣

2. 技术

与股前外侧（ALT）皮瓣一样，髂前上棘至髌骨外侧缘连线有助于定位。只不过在阔筋膜张肌（TFL）皮瓣中该连线是皮瓣的前缘，股骨是皮瓣的后缘。术前和术中建议使用多普勒超声定位和标记进入肌肉的近端与中 1/3 交界处的滋养血管。切开皮肤、筋膜和髂胫束后，自远端向近端掀起皮瓣，外科医师应确定在股外侧肌和股直肌之间的旋股内侧动脉降支，然后沿这条血管向上继续解剖，直到升支。对血管蒂的可靠识别和解剖使携带岛状皮瓣成为可能，并通过皮下隧道或腹股沟区辅助切口转移皮瓣，面积小的供瓣区通常可以直接拉拢缝合，面积较大的供瓣区则需要中厚皮先

移植覆盖（表 2-16 ）。

表 2–16 阔筋膜张肌 TFL 皮瓣技术

原　　理	带蒂肌皮瓣或肌瓣
血供	旋股动脉的升支、I 型
神经支配	股外侧皮神经
最大尺寸（长 × 宽）	40cm×10cm
适应证	见前述"股直肌皮瓣"

TFL. 阔筋膜张肌

六、多皮瓣联合应用

为达到无张力闭合创面，许多缺损需要多皮瓣联合运用。这种组合可以包括前面部分中描述的任一类型皮瓣。例如后路根治术和广泛全外阴切除术后的缺损，腹直肌带蒂肌皮瓣（VRAM）可与阴股沟皮瓣联合修复（图 2-64 至图 2-66 ）、V-Y 皮瓣（图 2-67，图 2-68 ）、股薄肌皮瓣（图 2-69，图 2-70 ）。

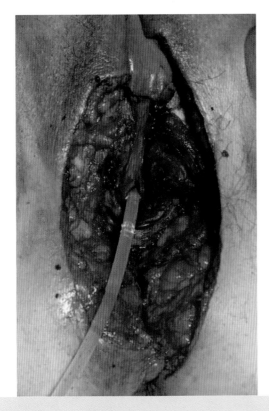

▲ 图 2-64　后路根治术及外阴切除后继发的缺损

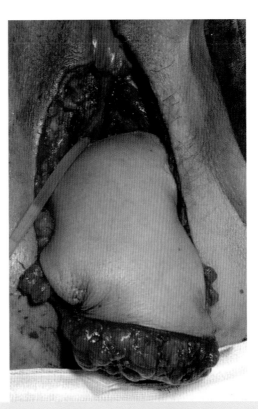

▲ 图 2-65　垂直腹直肌带蒂肌皮瓣重建阴道后壁，部分岛状皮瓣的皮肤是去除表皮的

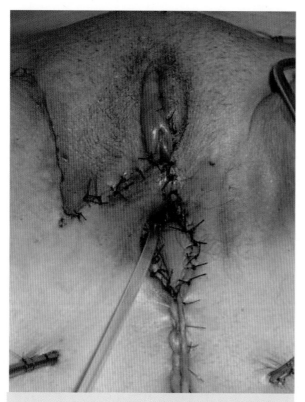

▲ 图 2-66　阴部大腿皮瓣也被用来重建阴道前壁，术后即刻

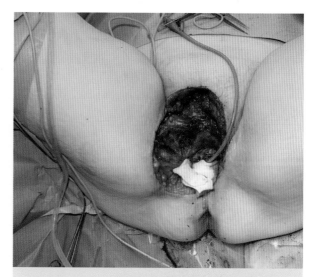

▲ 图 2-67　复发性外阴癌切除后的缺损创面

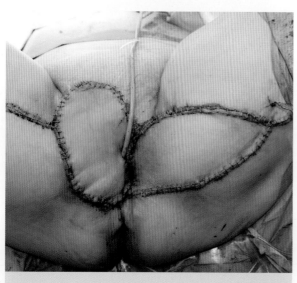

▲ 图 2-68　用右侧股薄肌皮瓣和左侧 V-Y 皮瓣联合修复缺损

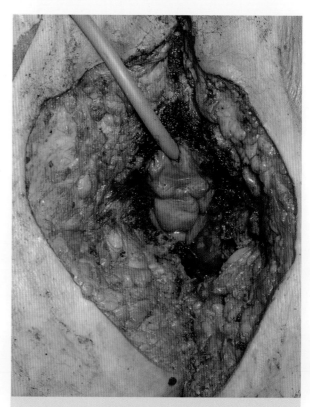

▲ 图 2-69　后路根治术和外阴切除后继发的缺损

即使是最广泛的外阴和阴道切除术后缺损，多皮瓣联合应用通常也能修复。游离皮瓣应用很少见。值得一提的是，游离背阔肌皮瓣的应用，它常与腹壁下动脉及其伴行静脉相吻合。

七、并发症处理

外阴区域有来自阴道外分泌腺的特殊分泌物，这些分泌物会污染伤口。伤口感染裂开发生在皮瓣重建部位是常见的（图 2-71）。

皮瓣部分或全部坏死也可能发生（图 2-72）。研究表明，对于原发或复发性外阴癌，与接受肌皮瓣重建的患者相比，应用局部皮瓣或筋膜皮瓣重建的患者，创面愈合率明显提高。

造成中厚皮片移植后创面愈合不良的原因包括：① 移植物下积液或血肿；② 由于固定不当而产生的剪切运动；③ 脂肪组织较多导致创面基底床血供不佳；④ 感染。

皮瓣手术的并发症通常是由于关闭创面时张力过大和创面表面细菌繁殖所致。创面愈合通常还受到以下因素影响，如高龄、糖尿病、血管病变、放疗及其他易感因素等。

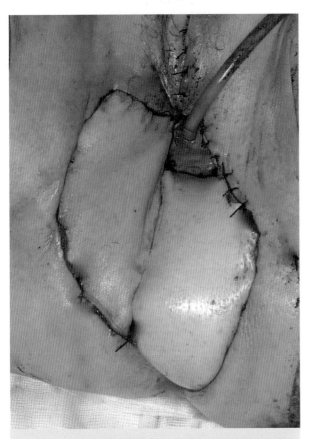

▲ 图 2-70　用垂直腹直肌皮瓣重建阴道后壁联合用右侧股薄肌皮瓣修复外阴缺损

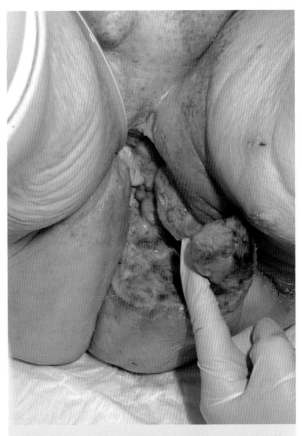

▲ 图 2-71　一位曾接受放射治疗并多次复发外阴癌的患者，在花瓣状皮瓣重建后伤口裂开

延期愈合可致住院时间延长、严重瘢痕形成，排便排尿障碍。在术后接受放疗和局部复发出现无凹陷性的疼痛性水肿时，即使小的伤口也不容易愈合。如果皮瓣发生坏死，最好等待几天，直到出现明显的分界线。然后可以进行伤口清创，局部可以使用抗生素或负压辅助闭合引流装置对伤口进行处理（图2-73）。高压氧治疗也可以考虑。可以通过再次设计转移皮瓣或中厚皮移植来实现二次创面修复（图2-74）。

伤口的延期愈合所继发的瘢痕形成严重损伤患者的性交能力（图2-75）。

瘢痕可导致阴道入口狭窄，进而可导致性交困难和性感觉障碍。这种狭窄可应用基于IPA的双侧双叶皮瓣修复（图2-76至图2-79）。

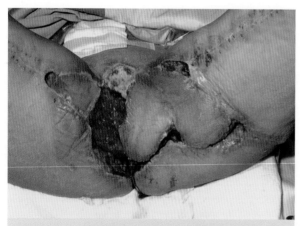

▲ 图2-72　外阴部肿瘤全切除后双侧股薄肌皮瓣重建后的部分坏死

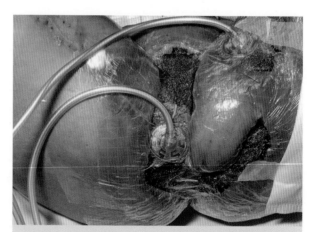

▲ 图2-73　清创后负压辅助闭合引流装置的治疗

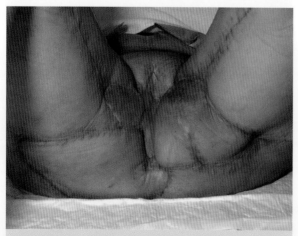

▲ 图2-74　用二次中厚皮移植和右侧的V-Y皮瓣修复了缺损创面，术后1年情况

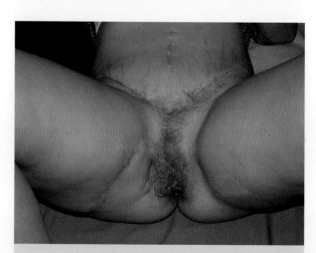

▲ 图2-75　右侧大腿后皮瓣修复坏死性筋膜炎的外阴缺损创面后，阴道入口有瘢痕形成

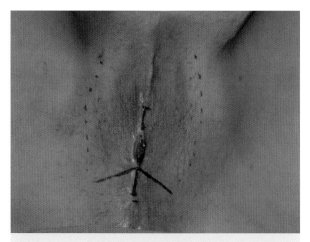

▲ 图 2-76 硬化性苔藓缺损重建后的阴道狭窄情况，打开阴道口的切口线被标记出来

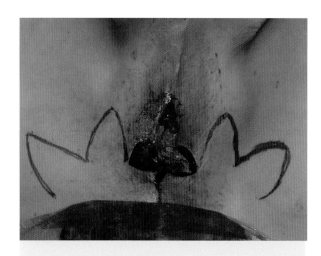

▲ 图 2-77 设计基于阴部内动脉的双侧双叶皮瓣

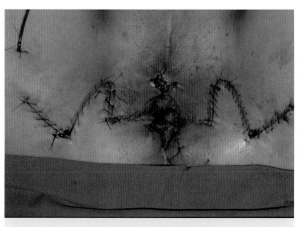

▲ 图 2-78 术后即刻效果

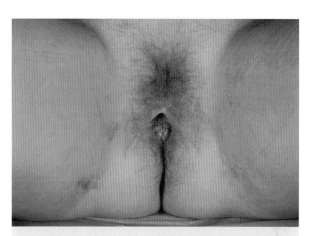

▲ 图 2-79 术后 4 年外观

皮瓣修复后难愈合的伤口也可能是局部复发的第一个征象。在这种情况下，一般建议进行活检以明确诊断。另外，广泛的局部复发在临床上也多见（图 2-80）。

拓展阅读

[1] Achauer BM, Turpin IM, Furnas DW. Gluteal thigh flap in reconstruction of complex pelvic wounds. Arch Surg. 1983; 118(1):18–22

[2] Ando H, Ito K, Torii S, Kasai Y, Akiyama S, Nakao A. Pedicle myocutaneous flaps for reconstruction following total pelvic exenteration of intrapelvic

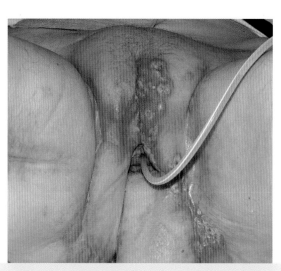

▲ 图 2-80 广泛外阴癌的局部复发（曾行切除重建术）

recurrent rectal cancer: report of a case. Surg Today. 2001; 31(4):363–366

[3] Bhagwat BM, Pearl RM, Laub DR. Uses of the rectus femoris myocutaneous flap. Plast Reconstr Surg. 1978; 62(5):699–701

[4] Burke TW, Morris M, Roh MS, Levenback C, Gershenson DM. Perineal reconstruction using single gracilis myocutaneous flaps. Gynecol Oncol. 1995; 57(2):221–225

[5] Cardosi RJ, Hoffman MS, Greenwald D. Rectus femoris myocutaneous flap for vulvoperineal reconstruction. Gynecol Oncol. 2002; 85(1):188–191

[6] Carramaschi F, Ramos ML, Nisida AC, Ferreira MC, Pinotti JA. V–Y flap for perineal reconstruction following modified approach to vulvectomy in vulvar cancer. Int J Gynaecol Obstet. 1999; 65(2):157–163

[7] Chafe W, Fowler WC, Walton LA, Currie JL. Radical vulvectomy with use of tensor fascia lata myocutaneous flap. Am J Obstet Gynecol. 1983; 145(2):207–213

[8] Chen HC, Tang YB. Anterolateral thigh flap: an ideal soft tissue flap. Clin Plast Surg. 2003; 30(3):383–401

[9] Chen SH, Hentz VR, Wei FC, Chen YR. Short gracilis myocutaneous flaps for vulvoperineal and inguinal reconstruction. Plast Reconstr Surg. 1995; 95(2):372–377

[10] Cormack GC, Lamberty BG. The blood supply of thigh skin. Plast Reconstr Surg. 1985; 75(3):342–354

[11] Hallock GG. Scrotal reconstruction following Fournier's gangrene using the medial thigh fasciocutaneous flap. Ann Plast Surg. 1990; 24(1):86–90

[12] Har-Shai Y, Hirshowitz B, Marcovich A, Eliachar I, Peretz BA. Blood supply and innervation of the supermedial thigh flap employed in one-stage reconstruction of the scrotum and vulva–an anatomical study. Ann Plast Surg. 1984; 13(6):504–510

[13] Hirshowitz B, Moscona R, Kaufman T, Pnini A. One-stage reconstruction of the scrotum following Fournier's syndrome using a probable arterial flap. Plast Reconstr Surg. 1980; 66(4):608–612

[14] Hirshowitz B, Peretz BA. Bilateral superomedial thigh flaps for primary reconstruction of scrotum and vulva. Ann Plast Surg. 1982;8(5):390–396

[15] Hsu H, Chien SH, Wang CH, et al. Expanding the applications of the pedicled anterolateral thigh and vastus lateralis myocutaneous flaps. Ann Plast Surg. 2012; 69(6):643–649

[16] Huang LY, Lin H, Liu YT, ChangChien CC, Chang SY. Anterolateral thigh vastus lateralis myocutaneous flap for vulvar reconstruction after radical vulvectomy: a preliminary experience. Gynecol Oncol. 2000; 78(3 Pt 1):391–393

[17] Hurwitz DJ, Swartz WM, Mathes SJ. The gluteal thigh flap: a reliable, sensate flap for the closure of buttock and perineal wounds. Plast Reconstr Surg. 1981; 68(4):521–532

[18] Koshima I, Fukuda H, Utunomiya R, Soeda S. The anterolateral thigh flap; variations in its vascular pedicle. Br J Plast Surg. 1989; 42(3):260–262

[19] Kuhn W, Lüscher NJ, de Roche R, Krupp S, Zäch GA. The neurosensory musculocutaneous tensor fasciae latae flap: long term results. Paraplegia. 1992; 30(6):396–400

[20] Lee PK, Choi MS, Ahn ST, Oh DY, Rhie JW, Han KT. Gluteal fold V-Y advancement flap for vulvar and vaginal reconstruction: a new flap. Plast Reconstr Surg. 2006; 118(2):401–406

[21] McCraw JB, Massey FM, Shanklin KD, Horton CE. Vaginal reconstruction with gracilis myocutaneous flaps. Plast Reconstr Surg. 1976;58(2):176–183

[22] McDougal WS. Scrotal reconstruction using thigh pedicle flaps. J Urol. 1983; 129(4):757–759

[23] Murthy V, Gopinath KS. Reconstruction of groin defects following radical inguinal lymphadenectomy: an evidence based review. Indian J Surg Oncol. 2012; 3(2):130–138

[24] Nahai F, Mathes SJ. Musculocutaneous flap or muscle flap and skin graft? Ann Plast Surg. 1984; 12(2):199–203

[25] Nakajima H, Imanishi N, Fukuzumi S. Vaginal reconstruction with the femoral veno-neuroaccompanying artery fasciocutaneous flap. Br J Plast Surg. 1999; 52(7):547–553

[26] Ng RW, Chan JY, Mok V, Li GK. Clinical use of a pedicled anterolateral thigh flap. J Plast Reconstr Aesthet Surg. 2008; 61(2):158–164

[27] Peled IJ. Reconstruction of the vulva with V-Y advanced myocutaneous gracilis flap. Plast Reconstr Surg. 1990; 86(5):1014–1016

[28] Peters W, Cartotto R, Morris S, Jewett M. The rectus femoris myocutaneous flap for closure of difficult wounds of the abdomen, groin, and trochanteric areas. Ann Plast Surg. 1991; 26(6):572–576

[29] Saadeh FA, Haikal FA, Abdel-Hamid FAM. Blood supply of the tensor fasciae latae muscle. Clin Anat. 1998; 11(4):236–238

[30] Salgarello M, Farallo E, Barone-Adesi L, et al. Flap algorithm in vulvar reconstruction after radical, extensive vulvectomy. Ann Plast Surg. 2005; 54(2):184–190

[31] Santanelli F, Berlin O, Fogdestam I. The combined tensor fasciae latae/ rectus femoris musculocutaneous flap: a possibility for major soft tissue reconstruction in the groin, hip, gluteal, perineal, and lower abdominal regions. Ann Plast Surg. 1993; 31(2):168–174

[32] Spyropoulou GA, Jeng SF, Demiri E, Dionyssopoulos A, Feng KM. Reconstruction of perineoscrotal and vaginal defects with pedicled anterolateral thigh flap. Urology. 2013; 82(2):461–465

[33] Staiano JJ, Wong L, Butler J, Searle AE, Barton DP, Harris PA. Flap reconstruction following gynaecological tumour resection for advanced and recurrent disease–a 12 year experience. J Plast Reconstr Aesthet Surg. 2009; 62(3):346–351

[34] Taylor GI. The angiosomes of the body and their supply to perforator flaps. Clin Plast Surg. 2003; 30(3):331–342

[35] Ulrich D, Roos J, Jakse G, Pallua N. Gracilis muscle interposition for the treatment of recto-urethral and rectovaginal fistulas: a retrospective analysis of 35 cases. J Plast Reconstr Aesthet Surg. 2009; 62(3):352–356

[36] Vyas RM, Pomahac B. Use of a bilobed gracilis myocutaneous flap in perineal and genital reconstruction. Ann Plast Surg. 2010; 65(2):225–227

[37] Wang X, Qiao Q, Burd A, et al. Perineum reconstruction with pedicled anterolateral thigh fasciocutaneous flap. Ann Plast Surg. 2006; 56(2):151–155

[38] Wei FC, Jain V, Celik N, Chen HC, Chuang DC, Lin CH. Have we found an ideal soft-tissue flap? An experience with 672 anterolateral thigh flaps. Plast Reconstr Surg. 2002; 109(7):2219–2226, discussion 2227–2230

[39] Weikel W, Schmidt M, Steiner E, Knapstein PG, Koelbl H. Reconstructive plastic surgery in the treatment of vulvar carcinomas. Eur J Obstet Gynecol Reprod Biol. 2008; 136(1):102–109

[40] Yousif NJ, Matloub HS, Kolachalam R, Grunert BK, Sanger JR. The transverse gracilis musculocutaneous flap. Ann Plast Surg. 1992; 29(6):482–490

[41] Yu P, Sanger JR, Matloub HS, Gosain A, Larson D. Anterolateral thigh fasciocutaneous island flaps in perineoscrotal reconstruction. Plast Reconstr Surg. 2002; 109(2):610–616, discussion 617–618

[42] Zhang R, Sun J, Wei X, et al. Reconstruction of defects with the posterior femoral fasciocutaneous flap after resection

of malignant tumours of the femoral greater trochanter, sacrococcygeal region and knee. J Plast Reconstr Aesthet Surg. 2009; 62(2):221–229

八、小阴唇重建

（一）小阴唇缺损病因学研究

小阴唇缺损可以单发，也可伴随会阴区其他缺损。通常为先天性缺损、后天性创伤、感染、肿瘤或手术干预所导致。不对称缺损主要见于接受过阴唇成形术的年轻患者。重建手术最好利用邻近组织，除了常见的局部 V–Y 皮瓣外，还可以运用特殊皮瓣，例如阴唇交互皮瓣。

（二）前方、后方阴唇 Y–V 皮瓣原理

小阴唇缺损由前方和（或）后方小阴唇区域正常局部组织重建（图 2–81）。

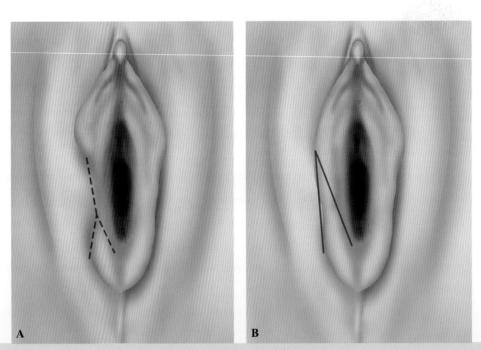

▲ 图 2-81　小阴唇 Y-Ⅴ 皮瓣示意图
A. 小阴唇不对称，右侧有组织缺损，在后方 Y 形切开皮瓣；B. 皮瓣移位及 V 形固定后所见

1. 适应证

单侧和双侧组织缺损，尤其在阴唇成形术或外伤后小阴唇的前后 1/3 处出现。

2. 技术

在小阴唇前或后基底部 Y 形切开，纵形切口位于缺损处，形成皮瓣，切口皮下松解、游离，推进皮瓣，以 5-0 可吸收缝线将皮瓣缝合成 V 形。

（三）前后唇交叉皮瓣原理

利用对侧正常组织重建单侧小阴唇需分两期手术（图 2-82）。

1. 适应证

阴唇整形术后或外伤后单侧小阴唇组织缺损。

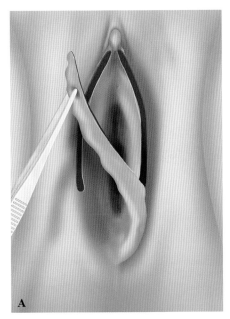

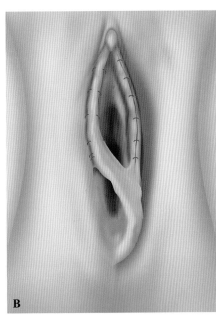

◀ 图 2-82　后交叉唇瓣示意图

A. 小阴唇不对称，右侧组织缺损，切开形成左侧后方蒂交互阴唇瓣；B. 皮瓣移位固定及供区缺损闭合后的所现；C. 二次断蒂皮瓣断蒂的切口示意图；D. 皮瓣断蒂后及皮瓣在缺损处的最终位置

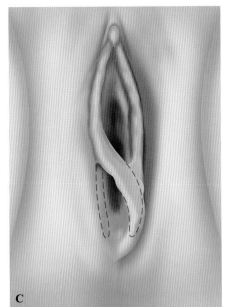

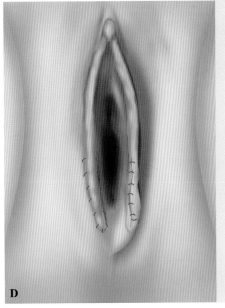

2. 技术

在小阴唇的前侧或后侧开始画线，设计前交叉阴唇瓣或后交叉阴唇瓣。切开皮肤从皮下组织解剖肉膜，剥离形成蒂在前方（前交叉阴唇瓣）或蒂在后方（后交叉阴唇瓣）。然后剥离从后面或前面进行（取决于类型），直至皮瓣可以无张力地旋转到缺损中。在前交叉唇瓣解剖剥离基底部时不要过于向外侧，要低于阴蒂包皮的下缘。后交叉阴唇瓣要保留小阴唇后部。每个皮瓣大小约 0.75cm×5cm（宽 × 长）。接下来，对拟重建的小阴唇皮肤进行切开。切口的深度应适当，使皮瓣既不消失，也不凸出大阴唇表面。

皮瓣转移到受区后，用 5-0 可吸收线缝合在适当的位置并尽可能关闭供区。3 周后，皮瓣断蒂，对蒂部修整、展平，并缝合固定在适当的位置。前交叉唇瓣可部分遮挡尿道口，后交叉唇瓣可部分遮挡阴道口。因此，术后须指导患者彻底做好会阴部护理，保持卫生。

拓展阅读

[1] Alter GJ. Aesthetic labia minora and clitoral hood reduction using extended central wedge resection. Plast Reconstr Surg. 2008; 122(6):1780–1789

[2] Alter GJ. Labia minora reconstruction using clitoral hood flaps, wedge excisions, and YV advancement flaps. Plast Reconstr Surg. 2011; 127(6):2356–2363

[3] Hwang WY, Chang TS, Sun P, Chung TH. Vaginal reconstruction using labia minora flaps in congenital total absence. Ann Plast Surg. 1985; 15(6):534–537

[4] Nguyen AT, Ramsden AJ, Corrigan BE, Ritz M. Labial reconstruction with a cross-labial flap. J Plast Reconstr Aesthet Surg. 2011; 64(10):1383–1385

[5] Zeplin PH, Nuwayhid R, Nuwayhid M. Two-stage posterior crosslabial transposition flap: a novel technique for labium minus reconstruction. Aesthetic Plast Surg. 2014; 38(5):930–932

九、阴茎、阴囊重建

（一）阴茎重建

阴茎区缺损需要按其受累的解剖结构进行分析，缺损范围从仅累及单个或表浅结构（如皮肤或尿道）至阴茎完全性缺失。

1. 阴茎部分性缺损

阴茎区仅皮肤缺损可通过移植全厚或中厚皮片修复。为获得更好外观，可在移植中厚皮片上以手术刀尖端做出划痕。为避免皮片撕脱，应使用负压封闭装置固定。可通过应用脱细胞真皮为移植皮片创造条件。这样可增加该区域移植物弹性，更好地承受勃起和性交时增加的机械应力。

通过局部皮瓣修复阴茎缺损较为有限。阴茎根部较小缺损可用腹侧 V–Y 皮瓣覆盖。在阳痿或老年患者，也可切取阴囊瓣，阴囊瓣通过隧道覆盖修复阴茎皮肤缺损。

2. 阴茎完全性缺损

阴茎完全性缺损通常是由于外伤、肿瘤切除等因素造成。阴茎截断不单是由于家庭暴力和某些性行为中的自残，还与精神分裂症等精神障碍有关。在阴茎完全切除后仍然可用的情况下，显微外科手术再植的效果总是最好的。

3. 局部皮瓣全阴茎再造术

可用于阴茎再造的局部皮瓣通常来自腹部皮瓣或腹股沟皮瓣。来自腹直肌和股薄肌的肌皮瓣也被尝试，所有这些通常会导致外观不良和功能障碍，新尿道的重建通常是难以成功的，这是这类技术的一个重要缺陷。

4. 游离皮瓣全阴茎再造术

由于局部皮瓣的上述缺点，游离皮瓣已得到普及，并被认为是阴茎重建的首选方法。

理想的皮瓣应具有感觉神经支配，无毛发，有长的血管蒂连接。此外，皮瓣应提供足够的组织和空间重建新尿道。

5. 前臂桡侧皮瓣游离移植

该皮瓣是目前最常用的阴茎再造皮瓣。优点在于血管蒂长，组织薄，供区、受区可同时操作以缩短手术时间。

6. 股前外侧皮瓣游离移植

股前外侧皮瓣（ALT）常用于阴茎重建手术，随着显微外科技术的普及，其应用将越来越广泛。其优点在于供区隐蔽性好，重建外观良好。股外侧皮神经可为皮瓣提供足够的感觉保障。从供区获得的组织应充足，以便二期手术中容纳阴茎假体。但在肥胖患者中，冗余的皮下脂肪会使尿道重建变得困难。

7. 腓骨骨皮瓣游离移植

Sadove 等在 1992 年首次提出了游离腓骨骨皮瓣重建阴茎[8]。该皮瓣优点在于血管蒂长，供区隐蔽。此外，完整的腓骨植入使皮瓣硬度极佳，可在不放置阴茎假体的情况下进行性交。与前臂桡侧皮瓣相比，它的缺点是感觉供应减少、尿道并发症增加、重建阴茎永久性"勃起"。该皮瓣供区隐蔽，通常是对前臂桡侧皮瓣供区瘢痕不能接受的患者的首选。

（二）阴囊重建

阴囊区域的缺损包括部分性或完全性阴囊缺失、睾丸完全暴露。在急性创伤或清创后急性期，睾丸可以暂时转移到大腿内侧、腹部或腹股沟区。非生理性高温会影响精子存活并导致不育。

因此，在进一步的治疗过程中应尝试进行阴囊重建，原因如下。

- 使睾丸周围温度恢复正常。

- 避免睾丸萎缩。

- 重建阴囊正常外观。

- 保护睾丸敏感度。

由于残留阴囊具有良好的膨胀性，较小的缺损通常可以直接缝合闭合。在重建方案阶梯上的下一个阶梯是选择用中厚皮移植来封闭缺损。为了克服该区域内固定的困难，经常使用负压引流装置暂时固定更加可靠（图 2-83）。

由于植皮片缺乏皮下组织，不耐磨，难以提供足够缓冲。因此，往往首选局部肌皮瓣。这些皮

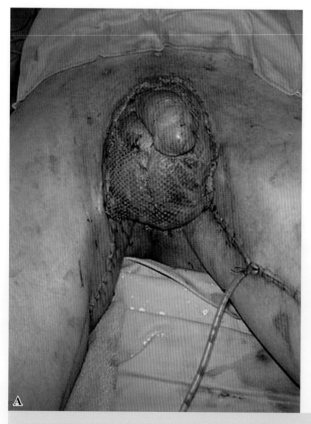
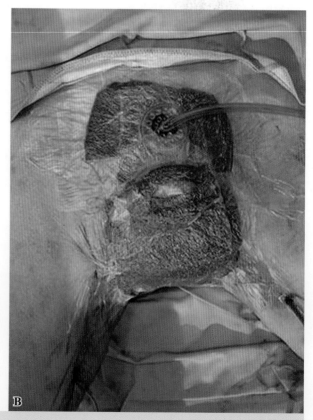

▲ 图 2-83　阴囊重建病例

A. 58 岁患者，因患富尼尔坏疽而导致阴囊缺损。清创后，以双侧带蒂股薄肌皮瓣及皮片移植重建阴囊；B. 用真空负压引流装置临时固定中厚皮片 5 天

瓣通常来源于腹部、腹股沟或大腿部。有文献提及使用游离皮瓣（例如游离大网膜瓣与中厚皮片移植）重建阴囊，但鉴于局部皮瓣的良好适应性，极少应用游离皮瓣。重建通常使用以下局部皮瓣。

- 大腿内侧皮瓣（图 2-84）。

- 阴股沟皮瓣（见本章相关介绍，阴部内动脉皮瓣）。

- 腹股沟皮瓣。

- 带蒂股薄肌皮瓣联合中厚皮片移植（图 2-85）。

- 带蒂腹直肌皮瓣。

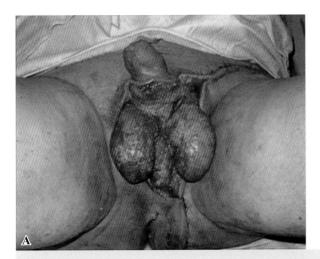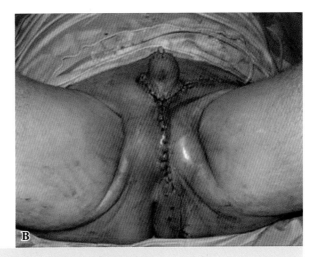

▲ 图 2-84　**48 岁患者，因患富尼尔坏疽而导致阴囊坏死缺损**
A. 清创和伤口治疗后；B. 大腿内侧皮瓣封闭缺损

并发症

除感染、出血、创面难愈或不愈、褥疮发生等手术风险外，还应与患者沟通以下问题。

- 皮瓣部分或完全坏死。

- 外观形态不理想，需再次手术可能。

- 神经损伤伴感觉和运动障碍（如腓骨骨皮瓣游离移植后腓神经麻痹）。

- 供区涉及的肢体部位血供障碍，缺血坏死，截肢风险（当考虑应用前臂桡动脉皮瓣游离移植时，必须行 Allen 试验；当考虑腓骨骨皮瓣游离移植时，应评估腿部血流灌注情况）。

- 尿道外口狭窄。

- 再造阴茎和再造尿道的毛发生长（建议术前供区采取激光永久性脱毛预防）。

- 尿道瘘。

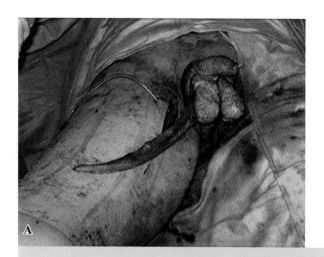
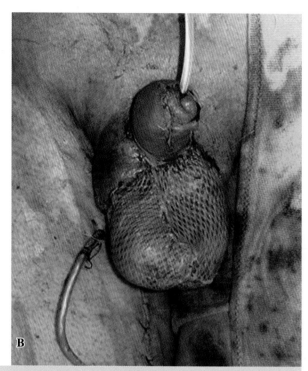

▲ 图 2-85　**50 岁患者，因患富尼尔坏疽而导致阴囊缺损**
A. 阴囊分阶段重建，采用双蒂股薄肌皮瓣覆盖；B. 中厚皮片移植

拓展阅读

[1] Chang AJ, Brandes SB. Advances in diagnosis and management of genital injuries. Urol Clin North Am. 2013; 40(3):427–438

[2] Chang TS, Hwang WY. Forearm flap in one-stage reconstruction of the penis. Plast Reconstr Surg. 1984; 74(2):251–258

[3] Djedovic G, Rieger UM, Skradski V, Pierer G. Re: Scrotal reconstruction by testicular apposition and wrap-around skin grafting. J Plast Reconstr Aesthet Surg. 2011; 64(10):1392–1393

[4] Djedovic G, Kronberger P, Pierer G, Rieger UM. Technical note on vacuum assisted closure-basket fixation of scrotal skin grafts. Arch Plast Surg. 2013; 40(5):641–642

[5] Iblher N, Fritsche H-M, Katzenwadel A, et al. Refinements in reconstruction of penile skin loss using intra-operative prostaglandin injections, postoperative tadalafil application and negative pressure dressings. J Plast Reconstr Aesthet Surg. 2012; 65(10):1377–1383

[6] Kolehmainen M, Suominen S, Tukiainen E. Pelvic, perineal and genital reconstructions. Scand J Surg. 2013; 102(1):25–31

[7] Ng D, Tang CB, Kadirkamanathan SS, Tare M. Scrotal reconstruction with a free greater omental flap: A case report. Microsurgery. 2010; 30(5):410–413

[8] Sadove RC, McRoberts JW. Total phallic reconstruction with the free fibula osteocutaneous flap. Plast Reconstr Surg. 1992; 89(5):1001

[9] Salgado CJ, Chim H, Tang JC, Monstrey SJ, Mardini S. Penile reconstruction. Semin Plast Surg. 2011; 25(3):221–228

十、特殊病例治疗展示

（一）女性生殖器切割毁损后的重建手术

1. 定义及背景

世界卫生组织（WHO）将女性生殖器切割毁损（female genital mutilation，FGM）描述为部分或全部女性外生殖器缺失或由于非医学原因对女性性器官造成的其他伤害。因文化传统因素，割礼主要存在于非洲地区，亚洲及中东部分地区也少量存在，亦同样发生于部分欧洲移民社区。一般来说，割礼通常由助产士、内科医师、老年妇女、传统治疗师、护理人员、理发师或家庭成员在没有麻醉的情况下使用刀或剃须刀片进行，年龄从婴儿期到青春期不等，并因地域不同而存有一种或多种方法（表 2-17）。

表 2-17 **WHO 女性生殖器切除分类**

类　型		过　程
I 阴蒂 切除术	A	切除阴蒂包皮
	B	部分或全部切除阴蒂和阴蒂包皮
II 切除	A	切除小阴唇
	B	部分或全部切除阴蒂和小阴唇
	C	部分或全部切除阴蒂，小阴唇和大阴唇
III 阴部封锁	A	无论是否切除阴蒂，都通过切除和缝合小阴唇形成覆盖闭合阴道口
	B	无论是否切除阴蒂，通过切除和缝合大阴唇形成覆盖闭合的阴道口
IV		不能归为其他三种类型的情况，如穿孔、体环、切口、磨损和烧灼

WHO. 世界卫生组织

据估计，非洲和中东地区已有超过 1.25 亿年轻女孩和妇女接受了割礼（割除阴蒂包皮）。在实施生殖器毁损的国家，它得到了男女双方的广泛支持。尤其是女性，她们认为自己是传统的守护者，割礼也是女孩成长经历的一部分，主持割礼仪式是一种荣誉和权威的象征。

2. 生殖器切割毁损的后遗症

根据定义，毁损生殖器没有任何医疗目的。因此，急性和远期并发症取决于多种因素。

• 毁损的类型。

- 进行手术的条件。

- 操作者是否进行过医疗培训。

- 是否使用已消毒的器械。

- 是否使用手术缝线替代传统材料。

- 是否应用抗生素。

- 为尿液及经血预留的通道大小。

急性并发症包括出血、感染、尿潴留、局部感染、败血症、破伤风、肝炎及艾滋病等的传播。

目前并不清楚多少女性死于上述急性并发症。常见的慢性并发症多为因瘢痕或瘢痕疙瘩形成导致的通道狭窄或闭锁。尿道和膀胱的损伤可导致慢性感染、尿失禁，严重时可导致膀胱阴道瘘或直肠阴道瘘，生殖道损伤常导致阴道和盆腔炎症、痛经、性交困难或不孕。远期并发症包括表皮样囊肿和神经瘤。晚期并发症可发生妊娠困难，并引发产科并发症。患者常继发抑郁症或创伤后应激综合征等情绪障碍。当女性意识到她们的状况并非正常状态时，往往会感到羞耻。虽然性交过程中疼痛和性感觉减退常见，但毁损生殖器并不一定降低性欲。

3. 解剖

阴蒂有两个脚，两侧海绵体与耻骨弓相连，长度可达13cm，两侧脚在弓状韧带前形成一个短小的轴状体，即阴蒂体。阴蒂体首先向上延伸（上升部），然后向下转折（下降部），最终在阴蒂包皮覆盖的阴蒂头处结束。阴蒂悬韧带将阴蒂固定在耻骨联合的下缘。阴蒂的脚被白膜包裹，将包皮连接到阴蒂头。阴蒂的感觉神经支配来自阴蒂的背神经，起源于阴部神经（图2-86）。

4. 病史

患者在生殖器毁损后对重建的渴望在治疗中扮演重要角色，患者的每一个请求都应仔细考虑。除了日常生活中的身体症状和损伤外，创伤引起的情绪并发症（如创伤后应激综合征）也应及早发现和治疗。这通常意味着详细问诊过去令人不快的性经历是不可避免的，且必须坦诚地与患者讨论手术的期望值及可行性。当某些症状及后遗症不能仅靠手术来解决时，建议寻求性治疗师帮助。同时行心理辅导亦有助于获得处理生殖器毁损后遗症的其他方法。

5. 体格检查

体格检查通过让患者手持镜子进行。由于这可能是这些女性第一次检查她们的外生殖器或对其进行如此彻底的检查，因此在检查后应明确描述目前的损伤，然后详细讨论检查结果，并总结对患者的身心影响，选择合适的治疗方法，核心问题在于该手术是否有助于解决患者的困扰问题。在作出决定之前，最好安排至少两次沟通。在决定实施重建手术之前，患者必须充分了解该手术

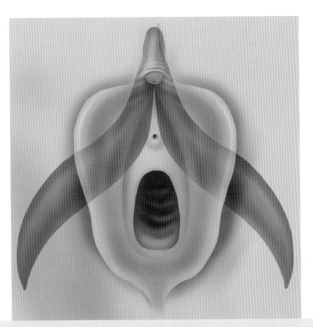

▲ 图 2-86 阴蒂解剖

的术式、结果及可能的并发症。为了手术设计及记录治疗过程，建议在术前和术后即刻以及术后 6 个月进行拍照。

6. 禁忌证

原则上会阴部的美容和再造手术只应在成人（即 18 岁或以上的人）身上进行。只有在咨询了心理学家之后，才有可能在达到最低年龄之前进行手术。当症状的程度、严重性或类型与体格检查结果有任何差异时，不应进行手术干预。

7. 技术

该手术可作为门诊手术进行，但最好在全身麻醉下进行，以避免患者再次感受到最初创伤事件的痛苦经历。建议预防性使用抗生素一次。患者取截石位，在耻骨上做 3cm 纵向切口。在去除瘢痕组织后，对阴蒂体深层的膝部（阴蒂体转折处）进行了识别和解剖（图 2-87，图 2-88）。

然后，将从阴蒂体膝部到耻骨的悬韧带分开。此时阴蒂体膝即可移动，小心地分离保留包含阴蒂背动脉及神经的神经血管束。一旦该结构完全分离后，即可辨认出球海绵体肌肉，用 4-0 编织可吸收缝线将分离的阴蒂固定在肌肉上。然后将腹壁肌肉缝合在一起，以防止阴蒂或重建的阴蒂头回缩。重建的阴蒂头应该固定在皮肤上，以实现至少 5mm 的过度矫正，以抵消在术后几周内发生的继发性缩小（图 2-89）。

如切口关闭时张力尚可，用可吸收缝线直接缝合。最后，阴蒂头同期或二期以阴道黏膜移植覆盖，通常需要大约 2 周时间（图 2-90，图 2-91）。

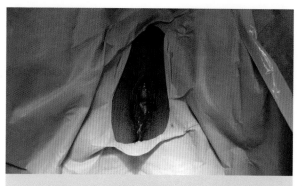

▲ 图 2-87　Ⅲ型切割生殖器的手术前所见

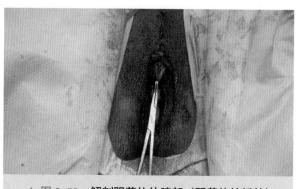

▲ 图 2-88　解剖阴蒂体的膝部（阴蒂体转折处）

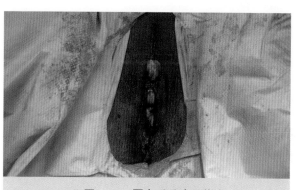

▲ 图 2-89　固定后重建阴蒂头

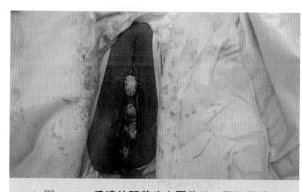

▲ 图 2-90　重建的阴蒂头上覆盖了一层阴道黏膜

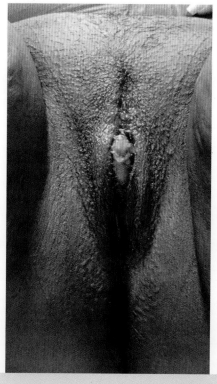

▲ 图 2-91　完全愈合后的术后所见

小阴唇可同期重建，耻骨联合区域的组织缺损可以二次手术通过自体脂肪移植来处理。

8. 术后并发症

可出现以下并发症，如伤口感染、伤口愈合不良；疼痛（性交困难），重建的阴蒂高度敏感；重新唤起创伤性事件的情感并发症；心理并发症（比如在她自己的文化群体中缺乏认同感）。

9. 术后护理

伤口需要 6～12 周才能完全愈合。因此，患者应避免体力消耗，避免吸烟，并在术后几周内定期清洁伤口。疼痛和局部感染可以通过保守治疗（如冷敷），也可以使用含有利多卡因的乳霜、含有雌三醇的阴道乳霜，含克拉维酸的阿莫西林（500/125）口服 3~5 天。此外，外科医师应在术后第一年定期进行随访检查。

注意：总的来说，关于生殖器切割和重建的情感后遗症的资料很少。然而，经验表明，在生殖器切除后接受重建手术的妇女中，80% 的人的性敏感性和自尊得到了改善。

拓展阅读

[1] Foldès P. Reconstructive plastic surgery of the clitoris after sexual mutilation. Prog Urol. 2004; 14(1):47–50

[2] Foldès P. Reconstructive surgery of the clitoris after ritual excision. J Sex Med. 2006; 3(6):1091–1094

[3] Foldès P, Cuzin B, Andro A. Reconstructive surgery after female genital mutilation: a prospective cohort study. Lancet. 2012; 380(9837):134–141

[4] Krause E, Brandner S, Mueller MD, Kuhn A. Out of Eastern Africa: defibulation and sexual function in woman with female genital mutilation. J Sex Med. 2011; 8(5):1420–1425

[5] Ouédraogo CM, Madzou S, Touré B, Ouédraogo A, Ouédraogo S, Lankoandé J. [Practice of reconstructive plastic surgery of the clitoris after genital mutilation in Burkina Faso. Report of 94 cases]. Ann Chir Plast Esthet. 2013; 58(3):208–215

[6] Quilichini J, Burin Des Roziers B, Daoud G, Cartier S. [Clitoridal reconstruction after female circumcision]. Ann Chir Plast Esthet. 2011; 56(1):74–79

（二）Peyronie 病施行切开松解联合口腔黏膜自体移植术

1. 定义和背景

在 Peyronie 病（也称为阴茎硬结症）中，深入白膜的微血管炎导致阴茎内明显硬化斑块的形成，从而导致勃起状态下的硬化性挛缩（硬结）。由此产生的阴茎弯曲导致严重的勃起疼痛，给患者带来巨大的痛苦。Peyronie 病的外科治疗分为重建或局部改善症状两种。

就该疾病本身而言，彻底清除原发斑块后进行重建手术是最成功的治疗方式。然而，由于治疗方案复杂性并未广泛开展。因此，对症治疗更为常见。

Nesbit 术是一种对症治疗方法，将斑块留在原位并缩短阴茎对侧。这项技术消除了勃起的弯曲，但它是以缩短阴茎的总长度为代价的。

另一种方法是利用筋膜移植、大隐静脉或口腔黏膜组织移植，切开斑块并桥接勃起时产生的白膜缺损。这也是一种对症治疗，但被认为后期对阴茎缩短的风险较小。

2. 适应证

对于阴茎勃起偏离 30° 及以上的 Peyronie 病，建议进行治疗。这种偏离是以正常轴线及弯曲线之间的夹角来测量。这两条线是从阴茎纵轴上的那个点开始画出来的，在那个点上，正常的和变形曲线分开形成了夹角（图 2-92）。

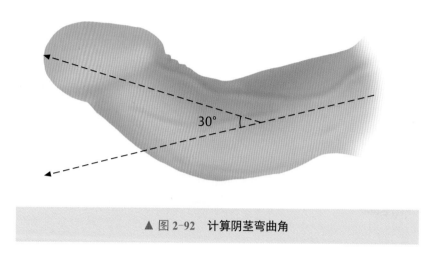

▲ 图 2-92　计算阴茎弯曲角

3. 技术

手术建议采用气管插管全身麻醉。在龟头冠状沟近端约 1cm 处做一个环形切口。切开皮肤和阴茎深筋膜（Buck 筋膜）暴露白膜。

这样可暴露偏曲的全部范围。如果弧度向前方延伸，则必须沿着弧度将海绵体从基底剥离。在这里分离后，以 16F 导尿管作指引防止尿道损伤（图 2-93，图 2-94）。

在后方的曲度中，神经血管束必须从偏曲部分中分离出来。然后将导致弯曲的斑块横向切开，曲度分开后，再作两个 2mm 长的辅助切口。在阴茎继续矫直的过程中，会出现矩形缺损。

如果需要的话，可以去除切缘的钙化部分。其次，将创缘向深面潜行 1mm 深度，以确保口腔黏膜移植物可充分固定。口腔黏膜在黏膜下浸润麻醉后从颊部获取。供区采用连续缝合（如 5-0 薇乔可吸收线缝合）。然后，将移植物置于白膜缺损处并缝合到位，使黏膜表面朝外（使用 4-0 薇乔可吸收线缝合，图 2-93）。

人为诱发勃起以验证术区缝合完整性。神经血管束或海绵体回到原来的位置，阴茎深筋膜和皮肤可被拉回原位，创面逐层缝合。

有包皮的地方，用一条低过敏性胶带将包皮固定在阴茎轴上，以防止由于水肿发生移位或受卡压。然后用弹力绷带包住阴茎头，使其保持自由，以确保血供及回流。

4. 并发症

术后创面感染和供区切口裂开通常可通过保守治疗解决。正确的黏膜移植不会发生腮腺导管阻塞。如果出现囊肿，则需要手术治疗。复发的阴茎后曲可以通过放置足够大的黏膜移植物来解

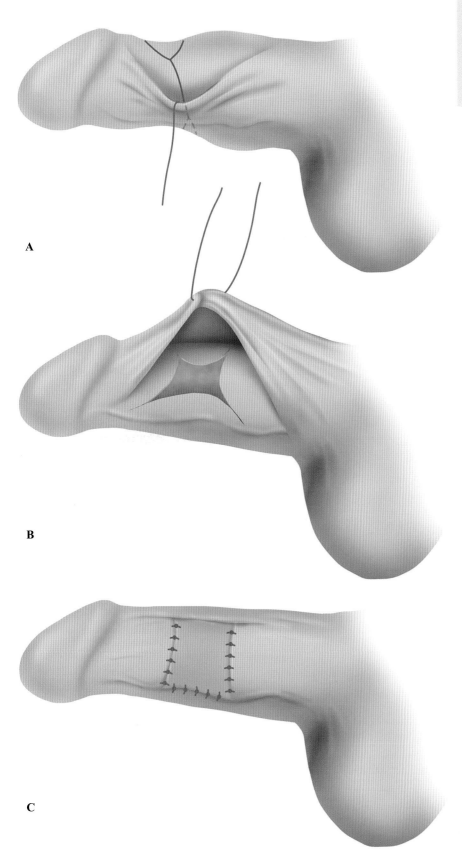

A

B

C

▲ 图 2-93　**Peyronie** 病的
手术矫治示意图
A. 几何切口设计；B. 阴茎切
口的延伸和折叠；C. 伤口上
覆盖着一层口腔黏膜移植物

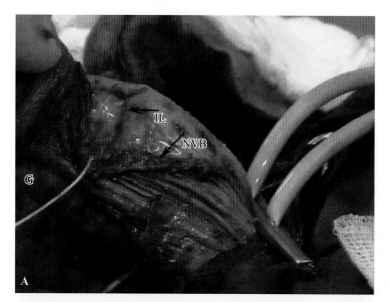
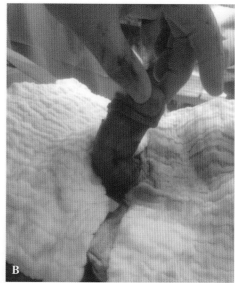
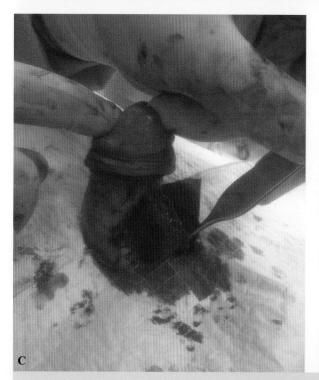
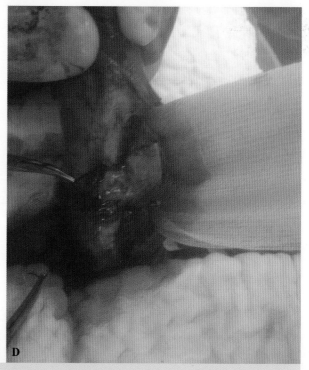

▲ 图 2-94

A. Peyronie 病的术前表现，标记切口线（IL）和神经血管束（NVB），口腔黏膜移植物（G）；B. 术前发现；C. 海绵体解剖后；D. 放置口腔黏膜移植物后

决。绝大多数情况下过度矫治都会取得更理想、更稳定的长期效果。术后复发轻微弯曲可以通过白膜的第二次横切口来处理。但是，应提前告知患者，在上述治疗手段不成功时，可能需要植入阴茎假体。

拓展阅读

[1] Alizadeh M, Karimi F, Fallah MR. Evaluation of verapamil efficacy in Peyronie's disease comparing with pentoxifylline. Glob J Health Sci. 2014; 6(7 Spec No):23–30

[2] Carson CC, Levine LA. Outcomes of surgical treatment of Peyronie's disease. BJU Int. 2014; 113(5):704–713

[3] Coyne KS, Currie BM, Thompson CL, Smith TM. The test-retest reliability of the Peyronie's disease questionnaire. J Sex Med. 2015; 12(2):543–548

[4] Hauptmann A, Diemer T,Weidner W. [Peyronie's disease: diagnostics and therapy]. Urologe A. 2011; 50(5):609–620

[5] He ZH, Lu YP. [Application of traction therapy for Peyronie's disease: present and prospect]. Zhonghua Nan Ke Xue. 2014; 20(1):78–82

[6] Langston JP, Carson CC, III. Peyronie's disease: review and recent advances. Maturitas. 2014; 78(4):341–343

[7] Levine LA, Larsen SM. Surgery for Peyronie's disease. Asian J Androl. 2013; 15(1):27–34

[8] Martinez D, Ercole CE, Hakky TS, Kramer A, Carrion R. Peyronie's disease: still a surgical disease. Adv Urol. 2012; 2012:206–284

[9] Nelson CJ, Mulhall JP. Psychological impact of Peyronie's disease: a review. J Sex Med. 2013; 10(3):653–660

[10] Segal RL, Burnett AL. Surgical management for Peyronie's disease. World J Mens Health. 2013; 31(1):1–11

[11] Tal R, Hall MS, Alex B, Choi J, Mulhall JP. Peyronie's disease in teenagers. J Sex Med. 2012; 9(1):302–308

[12] Trost LW, Ates E, Powers M, Sikka S, Hellstrom WJ. Outcomes of intralesional interferon-α2B for the treatment of Peyronie disease. J Urol. 2013; 190(6):2194–2199

[13] Zaid UB, Alwaal A, Zhang X, Lue TF. Surgical management of Peyronie's disease. Curr Urol Rep. 2014; 15(10):446

（三）坏死性筋膜炎

1. 定义及背景

坏死性筋膜炎是一种局部破坏性的、快速进展的软组织细菌感染。在没有外科手术干预和抗生素治疗的情况下，与高死亡率和高发病率相关。该病通常累及肌肉筋膜及其覆盖的脂肪组织，而血供良好的肌肉组织通常不受累及。肌肉组织累及的罕见病例则被称为坏死性肌炎。感染通常沿肌筋膜迅速进展。病程初期临床检查体表组织通常无症状，导致诊断困难。

诱发因素包括药物滥用、糖尿病、肥胖症、免疫抑制、手术或外伤伤口等。

该病于 1897 年由 Jones 首次描述为"医院坏疽"，并于 1924 年由 Meleney 确认 β 溶血性链球菌为致病病原体。依据致病病原体，我们将坏死性筋膜炎分为两类。

类型 I：专性厌氧菌或兼性厌氧菌引起的多菌感染（如大肠杆菌、脆弱类杆菌、奇异变形杆菌等）以及非 A 组链球菌。

类型 II：单一细菌感染，通常为 A 组 β 溶血性链球菌（GAS），通常合并金黄色葡萄球菌或表皮葡萄球菌。

> **注意**：Fournier 坏疽是一种特殊的坏死性筋膜炎，通常伴有会阴生殖区域的感染及皮肤软组织溃烂缺损。

2. 临床表现

坏死性筋膜炎特征表现为急性起病，起病时临床表现与重症患者表述的疼痛明显不符。局部表现包括以下症状。

- 水肿。
- 弥漫性红斑。
- 皮肤张力升高，发亮。
- 出血点。
- 产气病原体感染可出现软组织气肿。

随病情进展，通常出现大疱、坏死、发热、败血症等症状。

> **警示**：该病如未能及时诊断，可导致组织迅速破坏，四肢坏死截肢，甚至死亡。

3. 诊断检查

实验室的异常指标没有特异性，通常包括白细胞增多伴核左移、乳酸升高、肌酸激酶升高、肌酐升高。

磁共振成像经常可见一些手术或创伤后常见的表现，如筋膜增厚、邻近的软组织肿胀和其他非特异性表现。筋膜层的积气是高度特异性的，但不是所有坏死性筋膜炎都出现。当临床怀疑有坏死性筋膜炎时，影像学结果不应延误手术干预。然而，影像学研究有助于量化坏死性肌炎中潜在的肌肉组织累及程度。因此，手术探查是确诊的唯一机会。术中采集的活检组织革兰染色可提供微生物学诊断，血培养多数为阳性。但无论如何，实验结果绝不能延误手术干预。

坏死性筋膜炎最常见的鉴别诊断包括深静脉血栓形成、脓毒性关节炎、丹毒、脓肿、血肿伴继发性皮肤坏死、滥用药物导致的局部坏死。

4. 治疗

坏死性筋膜炎的治疗包括针对坏死组织及时和积极的外科清创，同时应用广谱抗生素治疗（碳青霉烯或 β 内酰胺酶抑制药 + 克林霉素 + 对耐甲氧西林金黄色葡萄球菌即 MRSA 有效的抗生素），并转入重症监护室。仅用抗生素治疗坏死性筋膜炎，死亡率接近 100%。有文献曾报道免疫球蛋白联合高压氧治疗的成功案例。手术干预指征包括剧烈疼痛、发热、捻发音、败血症、肌酸激酶水平升高等因素。

影像学诊断阳性与否并非是手术干预的指征（图 2-95）。清创应扩创到未受累及的组织，直至健康、渗血的组织。24h 后应换药，如病情需要，应再次清理伤口，直到所有坏死组织均被清除。缺损的修复是根据缺损所涉及的组织层次，按整形外科创面修复的阶梯顺序完成的（图 2-96 至图 2-98）。

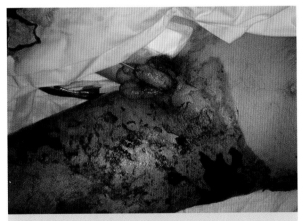

▲ 图 2-95　一位 50 岁的患者，右腿严重坏死性筋膜炎，同时伴有阴茎阴囊 Fournier 坏疽

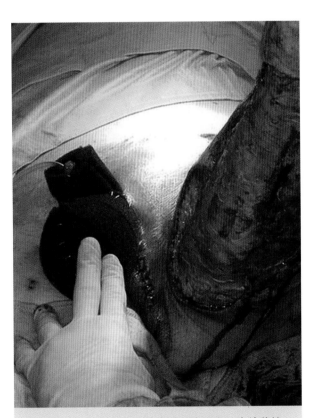

▲ 图 2-96　带蒂股薄肌皮瓣重建阴囊及皮片移植

5. 预后和并发症

即使采用最理想的治疗方法，该病死亡率也在 20%～34%；Fournier 坏疽死亡率稍高，在 20%～40%；同时患有链球菌中毒性休克综合征的患者死亡率则更高。坏死性筋膜炎和 Fournier 坏疽后出现的并发症，通常不应只考虑疾病本身的并发症，也应考虑整个治疗过程中的并发症。

可能出现以下并发症，如败血症、多器官衰竭、淋巴引流功能受损、肢体活动范围减少、巨大的瘢痕、肢体或生殖器坏死。

注意：在坏死性筋膜炎情况下发生的筋膜室综合征可导致不可逆的神经和肌肉损伤。

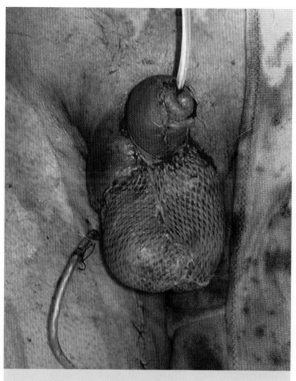

▲ 图 2-97　清创后放置真空负压引流装置

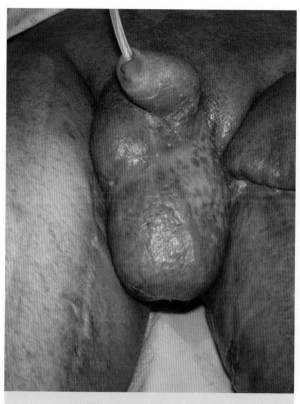

▲ 图 2-98　手术后 6 个月所见

拓展阅读

[1] Anaya DA, Dellinger EP. Necrotizing soft-tissue infection: diagnosis and management. Clin Infect Dis. 2007; 44(5):705–710

[2] Giuliano A, Lewis F, Jr, Hadley K, Blaisdell FW. Bacteriology of necrotizing fasciitis. Am J Surg. 1977; 134(1):52–57

[3] Gozal D, Ziser A, Shupak A, Ariel A, Melamed Y. Necrotizing fasciitis. Arch Surg. 1986; 121(2):233–235

[4] Haywood CT, McGeer A, Low DE. Clinical experience with 20 cases of group A streptococcus necrotizing fasciitis and myonecrosis: 1995 to 1997. Plast Reconstr Surg. 1999; 103(6):1567–1573

[5] Jallali N, Withey S, Butler PE. Hyperbaric oxygen as adjuvant therapy in the management of necrotizing fasciitis. Am J Surg. 2005; 189(4):462–466

[6] Meleney FL. Hemolytic streptococcus gangrene. Arch Surg. 1924; 9:317

[7] Rieger UM, Gugger CY, Farhadi J, et al. Prognostic factors in necrotizing fasciitis and myositis: analysis of 16 consecutive cases at a single institution in Switzerland. Ann Plast Surg. 2007; 58(5):523–530

[8] Simonart T, Simonart JM, Derdelinckx I, et al. Value of standard laboratory tests for the early recognition of group A beta-hemolytic streptococcal necrotizing fasciitis. Clin Infect Dis. 2001; 32(1):E9–E12

[9] Stevens DL, Tanner MH, Winship J, et al. Severe group A streptococcal infections associated with a toxic shock-like syndrome and scarlet fever toxin A. N Engl J Med. 1989; 321(1):1–7

[10] Stevens DL, Bisno AL, Chambers HF, et al. Infectious Diseases Society of America. Practice guidelines for the diagnosis and management of skin and soft tissue infections: 2014 update by the Infectious Diseases Society of America. Clin Infect Dis. 2014; 59(2):e10–e52

[11] Yaghoubian A, de Virgilio C, Dauphine C, Lewis RJ, Lin M. Use of admission serum lactate and sodium levels to predict mortality in necrotizing soft-tissue infections. Arch Surg. 2007; 142(9):840–846, discussion 844–846

（四）外阴硬化性苔藓

1. 定义和背景

硬化性苔藓是一种局限性皮炎，女性比男性更易感。活检可诊断该疾病。这种疾病的发病率是每年 14/100 000。常见发病年龄在 50 岁，但是在儿童中也有发现。病程呈现慢性、长期性、渐进性特点。临床症状为出现象牙色或粉红色、界限分明的苔藓样丘疹或皮肤和黏膜融合似薄羊皮纸状。病变通常发生在外生殖器附近。

大阴唇呈象牙白色，弹性减弱。病程中经常可观察到小阴唇甚至阴蒂呈现进行性萎缩改变。通常阴道内口发生缩窄。在外阴受累的病例中，瘢痕、萎缩和敏感性增加致局部组织结构严重破坏，从而导致显著的发病率，但不累及阴道。患者诉有严重的难治性瘙痒、疼痛和性交困难。

在年轻女孩中，硬化性苔藓是性虐待的重要鉴别诊断，临床上很难区分两者。在外生殖器区域有皮肤损伤但处女膜完整可提示硬化性苔藓的诊断。

> 注意：硬化性苔藓的病因尚未完全阐明。因此，局部、全身、甚至是外科治疗都只能是改善症状。

2. 治疗

在局部麻醉下，用一个简单的纵向切口和横向缝合可以消除阴道内口缩窄处的瘢痕带。但是，这个方式会使阴道缩短（图 2-99）。

若简单的松解手术不解决问题，应进行会阴切开术，以动员更多的组织扩大阴道内口。

(1) 会阴切开和 Fenton 手术：会阴切开术的纵向切口从阴道后连合点 2cm 处开始，并向会阴延伸约 2cm。用手术刀将阴道壁组织和会阴皮肤进行锐性分离，充分游离，调动周围组织。如有必要，可将切口向深处延伸，至直肠肌纤维，此操作使盆底浅层肌肉回缩，永久地扩大阴道内口。然后水平横行褥式缝合切口。

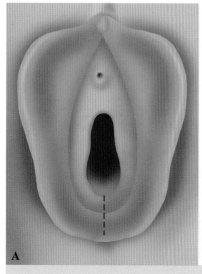 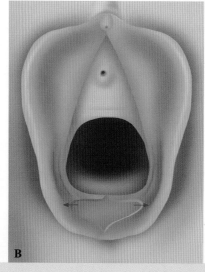 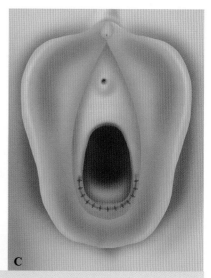

▲ 图 2-99　纵向切口和横向缝合以扩大阴道开口
A. 纵向切口示意图；B. 边缘被移动以制造横向伤口；C. 横向缝合伤口边缘形成斜形的开口

　　Fenton 手术与会阴切开术不同，在后连合区域做一个横向切口，并将阴道后壁移动到距入口约 2cm 处，形成一个皮瓣。沿会阴肌肉组织切开达直肠的外肌纤维。将盆底浅表肌肉组织分开，其末端轻微回缩。可永久性扩大阴道入口，最后水平褥式间断缝合切口。

　　特别是在阴道内口呈褶皱缩窄的情况下，Z 形成形术可以作为一种扩张技术。

　　注意：尽管该术式成功率很高，但横向切口形成瘢痕，在性交时会引起疼痛。

---

　　(2) Z 形成形术：在阴道内口出现镰刀状狭窄的情况下，位于瘢痕带中间的 Z 成形术可以在不明显缩短纵向距离的情况下较好增加横向距离。切口设计呈 Z 形，Z 字中轴和两臂等长，形成两个等边三角形。在皮瓣尖端缝线牵引，皮下分离并掀起三角形皮瓣，皮瓣转位后，对合创缘并间断缝合。如果延长距离增加不够，则可以再增加 Z 形切口（图 2-100）。

　　(3) Y-V 推进：外阴后部挛缩瘢痕或条索状瘢痕可通过 Y-V 推进来处理。在狭窄的中间切开，后连合处的切口线略向左上和右上延伸（Y 形）。然后，中央三角组织瓣向下推进，缝合到垂直切口的末端（V 形），切口两缘间断缝合封闭创面。

　　注意：该技术的缺点包括阴道缩短和复发率较高。

---

　　(4) 易位皮瓣、菱形皮瓣及肌皮瓣：广泛切除会阴区或阴道侧壁或后壁下 1/3 深或宽的瘢痕会

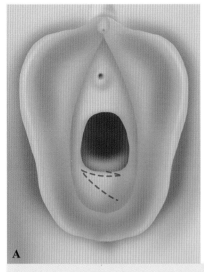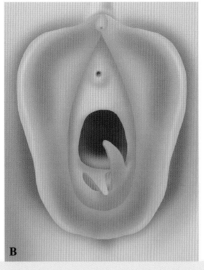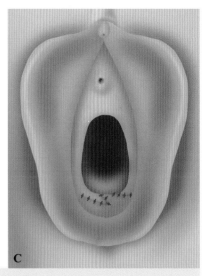

▲ 图 2-100　Z 成形术以扩大阴道开口

A. Z 形切口示意图；B. 皮瓣解剖并向相反方向移动；C. 皮瓣换位缝合后的结果

留下较大组织缺损。利用原位皮肤闭合切口易再发狭窄。这个问题可以通过易位或菱形皮瓣旋转修复缺损来解决（图 2-101）。阴道前壁缺损可用易位皮瓣修复。然而，在阴唇前方掀起的皮瓣向内旋转会严重破坏外阴的外观。因此，在这些情况下，岛状皮瓣也常被采用。对于较大的缺损，可能需要使用肌皮瓣。在这种情况下，建议使用腹部皮瓣（腹直肌皮瓣，见前述）或大腿部皮瓣（股薄肌皮瓣，见前述）完成修复。

(5) 游离植皮：对于有瘢痕和缩窄的阴道，可能需要切除整个阴道瘢痕及粘连。在这种情况下，可以使用网状皮片移植重建新的阴道衬里。中厚皮可从适合部位（如大腿内侧）获取，按照可扩张 1∶1.5 的比例制备，放在泡沫橡胶支架上塞入预制好的阴道腔中，并在其边缘通过缝合固定到位。大约 7 天后，取出支架并指导患者持续放置支架支撑，最初每天 24h，持续 3 个月，后来至少每天在夜间放置再持续 3 个月，以避免皮肤移植物挛缩。

游离中厚皮片移植方法简单，但皮片移植使手术风险增加是微不足道的。

警示：这种方法的缺点是，如果移植物不能完全成活，就会导致阴道部分甚至完全萎缩。

频繁发生的瘢痕和狭窄，导致阴道近 1/3 收缩、部分或完全闭塞，可能需要放置较长时间假体扩张支持。如果狭窄主要累及内口的大部分和阴道的下半部分，可从合适的供区获取全厚皮片进行移植。与中厚皮片相比，全厚皮片不易挛缩，因此用于修复该区域的缺损时成功率更高。

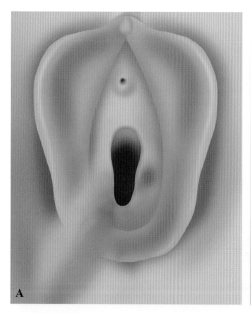

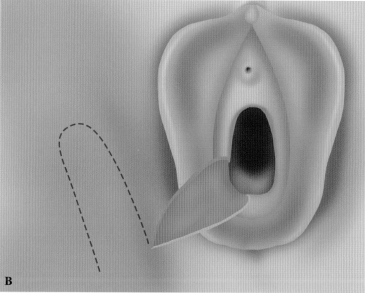

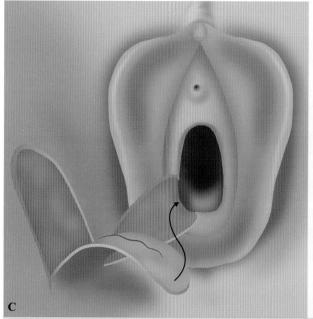

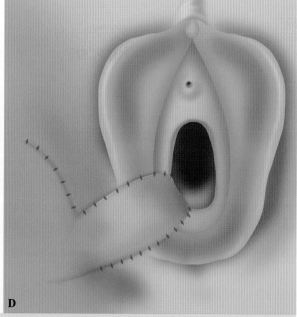

▲ 图 2-101　局部易位皮瓣扩大阴道开口

A. 术前检查发现在 7 点钟位置瘢痕性狭窄；B. 瘢痕狭窄切除后显示局部缺损，设计局部皮瓣转移修复；C. 皮瓣的剥离和旋转；D. 皮瓣缝合及供区缺损一期闭合的术后表现

拓展阅读

[1] Abramov Y, Elchalal U, Abramov D, Goldfarb A, Schenker JG. Surgical treatment of vulvar lichen sclerosus: a review. Obstet Gynecol Surv. 1996; 51(3):193–199

[2] Berth-Jones J, Graham-Brown RA, Burns DA. Lichen sclerosus et atrophicus–a review of 15 cases in young girls. Clin Exp Dermatol. 1991; 16(1):14–17

[3] Morley GW, DeLancey JO. Full-thickness skin graft vaginoplasty for treatment of the stenotic or foreshortened vagina. Obstet Gynecol. 1991; 77(3):485–489

[4] Powell JJ, Wojnarowska F. Lichen sclerosus. Lancet. 1999; 353(9166):1777–1783

[5] Reid R. Local and distant skin flaps in the reconstruction of vulvar deformities. Am J Obstet Gynecol. 1997; 177(6):1372–1383

[6] Schlosser BJ, Mirowski GW. Lichen sclerosus and lichen planus in women and girls. Clin Obstet Gynecol. 2015; 58(1):125–142

（五）瘢痕和神经瘤

1. 病因与原则

阴道和外阴区的疼痛性瘢痕和神经瘤可由会阴裂伤或会阴切开术引起。通常同时伴随性交困难，这些症状对受影响的患者来说是一个严重问题。一种解释是，创伤或切口导致细小神经损伤，随后发展成为近端神经残端无组织增生。对于因神经瘤引起的疼痛持续 3～6 个月以上的患者，通常建议手术治疗。在疼痛最明显部位简单切除常常导致术后瘢痕复发。在这种情况下，建议用自体脂肪填充术治疗瘢痕。这项技术首次被描述应用于四肢神经瘤的治疗，也适用于外阴阴道区域的类似问题。

2. 技术

手术时患者取仰卧位或截石位。可采用全身麻醉或腰麻。肿胀液充分浸润后，从脐周区或大腿内侧抽取 20ml 脂肪。采用 Coleman 技术，将脂肪以 3000 转 / 分钟的转速离心 3min。去除上清物质和最底层的离心碎片。在特殊的 V 形剥离器装置帮助下，瘢痕组织被剥离松解（图 2-102）。

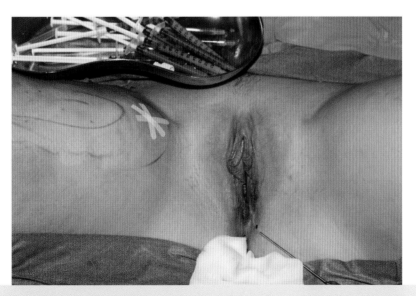

▲ 图 2-102　疼痛的会阴侧切瘢痕的脂肪填充。在 V 形剥离器的帮助下，瘢痕组织已经被剥离。脂肪取自右大腿内侧

将处理好的脂肪量 5～10cm³ 采用多平面多隧道多层次技术注射到瘢痕组织。当矫正阴道后壁瘢痕时，在注射脂肪的同时将一个手指放在直肠内以确认注射针管位置是一种有效的避免直肠穿孔损伤的方法。吸脂口和注脂口可以用无菌胶布封闭。

患者经常在术后最初几天能体会疼痛感觉的变化。在干预治疗后的几周内出现明显缓解。如果疼痛一直持续未有缓解，可在 3 个月后尝试第 2 次脂肪填充进行治疗。

3. 可能的并发症

阴道和外阴部脂肪填充治疗后有少数病例可见血肿和感染的发生。

拓展阅读

[1] Coleman SR. Structural fat grafting: more than a permanent filler. Plast Reconstr Surg. 2006; 118(3) Suppl:108S–120S

[2] Dharmarathna HM, Tripathi N, Atkinson P. Painful, traumatic neuroma of an episiotomy scar: a case report. J Reprod Med. 2007; 52(5):456–457

[3] Ulrich D, van Doorn L, Hovius S. Fat injection for treatment of painful neuroma after episiotomy. Int J Gynaecol Obstet. 2011; 115(3):290–291

[4] Ulrich D, Ulrich F, van Doorn L, Hovius S. Lipofilling of perineal and vaginal scars: a new method for improvement of pain after episiotomy and perineal laceration. Plast Reconstr Surg. 2012; 129(3):593e–594e

[5] Vaienti L, Merle M, Villani F, Gazzola R. Fat grafting according to Coleman for the treatment of radial nerve neuromas. Plast Reconstr Surg. 2010; 126(2):676–678

第 3 章　儿童会阴部外科
Genital Surgery in Children

Th. Meyer　著

郎中亮　译

方　泓　校

一、儿童先天性泌尿生殖或肛门直肠畸形的矫正

> 注意：儿童先天性泌尿生殖系统和（或）肛门直肠畸形的矫正只能在公认的具有高水平专业知识的儿科外科中心进行。先天性泌尿生殖和（或）肛门直肠畸形的治疗最初侧重于初级重建和功能改善。然而，随着患者的成长和发育，生殖美容外科医师会面临各种各样的临床表现及其后期并发症。本章仅对小儿畸形及其治疗作介绍。

（一）肛门直肠畸形的基础

肛门直肠畸形约发生在 1 ∶ 5000 的新生儿中；男孩比女孩更容易受到影响（男性∶女性约为 1.3 ∶ 1）。包括肛门、直肠或长度不等的结肠畸形。这些畸形可能最终会形成一盲道或者与会阴或泌尿生殖道相通的瘘管（图 3-1）。

这些畸形的病因尚不清楚。从胚胎学的理论来说，直肠中隔对泄殖腔膜的生长受到损害，这通常发生在怀孕后 4~8 周内。然而，这些胚芽发育缺陷通常包括两个或两个以上的区域，从而导致复杂的多灶性表型，包括染色体、单基因和致畸原因[1, 5]。

在与肛门直肠畸形相关的染色体异常中，

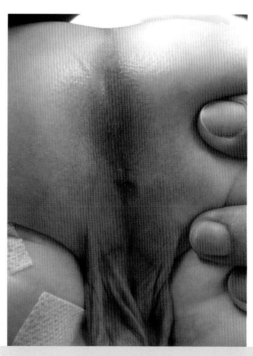

▲ 图 3-1　男孩患肛门闭锁伴有小的肛周瘘管

以 13 三体、18 三体、21 三体、部分三体和单体及其他染色体异常为主。其他常见的综合征包括猫眼综合征、Townes Broks 综合征、FG 综合征（也称为 Opitz Kaveggia 综合征）、Pallister Hall 综合征、Vacterl 综合征（椎体缺陷、肛门闭锁、心脏缺陷、气管 – 食管瘘、肾异常和肢体异常）、美人鱼综合征、尾部退行综合征和 Currarino 三联征[1, 5]。

1. 相关畸形

50%～60% 的直肠肛管畸形患者存在其他系统畸形。通常涉及泌尿生殖道。畸形在男孩中更常见（26%），而在女孩中仅为 5%。上尿路畸形在 50% 的男孩和 30% 的女孩中发生。这些同时发生的泌尿生殖畸形的发生率取决于直肠肛管畸形的位置。泄殖腔畸形的发生率为 90%，而伴有会阴瘘的轻度肛门直肠畸形的发生率仅为 10%。这些相关的泌尿生殖道畸形包括泌尿生殖道的整个畸形谱系。最常见的有膀胱输尿管反流、单侧肾脏不发育、巨输尿管症和尿道下裂。相关的骨骼畸形通常涉及骶骨和脊柱。合并直肠肛管畸形、骶骨畸形和骶骨前肿块（如前脑脊膜膨出、畸胎瘤、皮样囊肿或双层直肠）被称为 Currarino 三联征。它与年轻患者较差的功能预后有关。较少见的表现包括胃肠道畸形（占所有病例的 10%～25%）或心脏畸形。

同时发生至少两种相关畸形称为 VATER 或 VACTERL 异常。

2. 分类

肛门直肠畸形的广泛变异导致了分类系统的多样性。最常见的分类系统是根据瘘管的解剖位置进行 Krickenbeck 分类（表 3-1）。常见畸形多见于本组；第二组包括较少见的畸形及其区域差异。Krickenbeck 分类（表 3-1）也可用于确定治疗策略和预后[8]。

表 3-1　直肠肛管畸形国际 Krickenberg 分类

男性高发	女性高发	罕见畸形

• 会阴瘘
• 直肠尿道瘘
  ➤ 球部
  ➤ 前列腺部
• 直肠膀胱瘘
• 无瘘管肛门直肠畸形
• 肛门狭窄
	• 会阴瘘
	• 前庭瘘
	• 泄殖腔
	• 无瘘管肛门直肠畸形
	• 肛门狭窄
		• 直肠闭锁
		• 直肠阴道瘘
		• H 型瘘

（1）男性畸形（图 3-2B 至 D）

➤会阴瘘：直肠的最低部分位于括约肌的前面，肛门的开口向前移位。它通常很窄，可能被薄膜覆盖。肛门括约肌和骶骨正常（图 3-2B）。

➢ **直肠尿道瘘**：直肠通向尿道后方，通常为球部尿道（低位形态；图 3-2C 中的 a）或较少见的前列腺部尿道（高位形态；图 3-2C 中的 b）。直肠和尿道在瘘管的近端有一共同管壁。瘘管越高，普通管壁越短。低位形态，直肠部分被提肛肌所包围，括约肌位于直肠下方。直肠尿道球部瘘管与发达的肌肉组织、正常的骶骨和清晰可见的肛门窝有关。高位形态表现出发育不良的肌肉结构，骶骨异常，会阴平坦，无肛门窝。

➢ **直肠膀胱瘘**：直肠通向膀胱颈部。括约肌发育不良，会阴扁平，骶骨发育不全，骨盆发育不全（图 3-2D）。

➢ **无瘘管肛门直肠畸形**：直肠在离会阴皮肤近 3mm 处的一个死腔内终止。括约肌组织良好。

(2) 女性畸形（图 3-2F 至 H）

➢ **肛周瘘**：直肠的开口向前移位，在女性外生殖器和括约肌中心之间有狭窄的瘘管。括约肌和骶骨正常（图 3-2F）。

➢ **前庭瘘**：直肠直接通向处女膜后面的阴道腔。瘘管的长度从几毫米至几厘米不等。直肠和阴道在瘘管的近端有一共同的管壁。括约肌通常发育良好，骶骨正常（图 3-2G）。

➢ **泄殖腔畸形**：发病率约为 1/50 000。这种情况被定义为一种严重的畸形形成，直肠、阴道和尿道之间缺乏分离，从而形成一个共同的通道。共同通道长度在 1～10cm，与畸形严重程度及功能预后相关（图 3-2H）[15]。1987 年，Pena 分类鉴定了 6 种最常见的泄殖腔畸形，它们的共同通道长度不同，阴道（或多个阴道）和直肠的形状也不同。就目前的经验来看，一个长度超过 3.5cm 的共同通道是复杂缺陷的标志。

➢ **无瘘管肛门直肠畸形**：在男孩出现，直肠在离会阴皮肤近 3mm 的一个死腔内终止。这里也有良好的括约肌组织。

3. 诊断检查

肛门闭锁通常是在新生儿出生后立即进行检查发现。

注意：可行的手术治疗策略必须在 48h 内制订。

包括会阴检查的全身体检后，腹部超声检查以评估泌尿系统。然后进行超声心动图检查，排除心脏畸形，证实食管的连续性。新生儿最初接受肠外营养后观察 24～48h，以确定粪便是否通过瘘管或在尿液中。

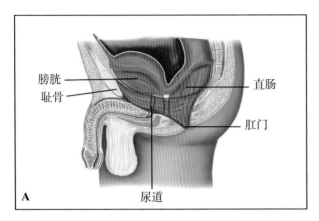

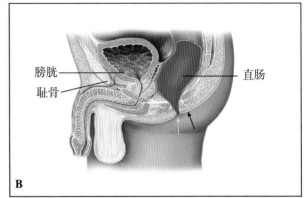

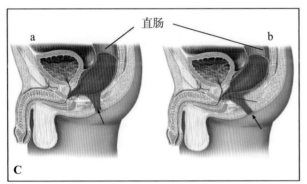

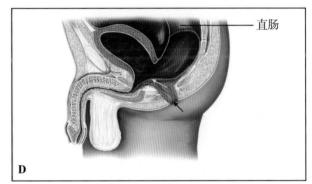

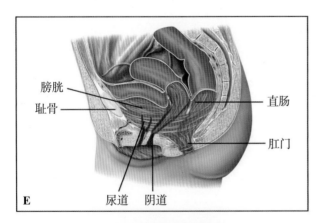

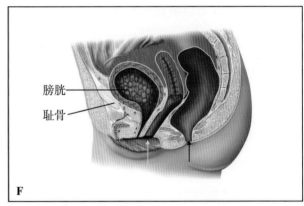

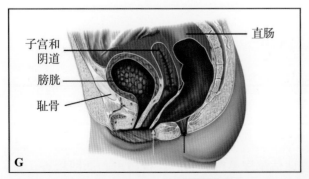

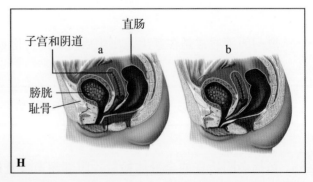

▲ 图 3-2　男孩（**B** 至 **D**）、女孩（**F** 至 **H**）各种形式肛门直肠畸形示意图，**A** 和 **E** 为正常表现

根据粪便通道的性质和瘘管的宽度，可以仔细扩张肛瘘口以改善粪便通道。结肠对比灌肠可以提供肠管扩张的信息。如果粪便通道不复杂，且瘘口附近的肠管没有扩张，则可根据 Pena 和 Devries[12] 计划进行后矢状面肛肠成形术，手术时机为出生后 1 个月。然而，如果出现肠扩张和排便困难，则应立即进行初步的结肠造口术。然后在 1～2 个月的时候进行后矢状面肛门成形术，对比研究显示远端肠道有瘘管，如胎粪通过尿道或女性生殖器排出，应立即进行结肠造口术，并在 1～2 个月时行后矢状面肛肠形成术。

如果没有瘘管或检查结果不明确，则应在 24～48h 后进行直肠侧位 X 线片检查，患儿取俯卧位，骨盆抬高体位。如果直肠的最低点在尾骨远端可见，或者直肠与皮肤的距离小于 1cm，则首先可以进行后矢状面肛肠成形术。如果直肠靠近尾骨，或直肠与皮肤之间的距离大于 1cm，则应首先进行结肠造口术。在这种情况下，后矢状面肛肠成形术应该在 Ⅱ 期进行。当有泄殖腔时，应在进行结肠造口手术前进行膀胱尿道造影和生殖器造影。3 个月大时，行后矢状面肛肠成形术、阴道成形术和尿道成形术。

注意： 高位和复杂形式的肛肠畸形只有在实施保护性结肠造口手术后才能纠正。

---

4. 治疗

(1) 结肠造口术：直肠肛管畸形的理想结肠造口是在降结肠与乙状结肠交界处。两个造口之间用皮肤桥隔开，防止粪便进入远端肠管。否则，它可能导致复发性尿路感染，并发直肠尿道瘘，发展成巨直肠。皮肤桥也使结肠造口更容易护理。如果结肠造口太近，便会造成肠内压力不足，这会导致长期不可逆转的低蠕动以致远端肠管扩张。

(2) Pena 和 Devries 后矢状面肛肠成形术：至今，肛肠畸形通常通过后矢状面肛肠成形术来矫正。1982 年，Pena 和 Devries 首次描述了这一过程。该技术允许外科医师暴露所有解剖结构，并通过中央部位现有的肌肉组织牵拉直肠，以达到最佳的功能效果[1, 8]。

重要的步骤包括让患儿俯卧，放置导尿管、肌电刺激仪，在肛门窝或瘘管上做一个纵向或蜻蜓状的皮肤切口，必要时将切口延伸到尾骨。将括约肌的表面部分进行内侧横断，并移动瘘管。然后解剖直肠，注意不要损伤尿道。在获得足够长度的直肠后（图 3-3），肌肉组织缝合重建。直肠与括约肌缝合。然后进行肛门成形术，将直肠缝合到皮肤上（图 3-4）。

如果没有外瘘，则从后方开始解剖。肌肉复合体的旁矢状面的纤维被分开，直肠盲腔在其最低点被打开，瘘管通过直肠腔暴露。然后显露、动员和结扎瘘管，进一步解剖直肠。直肠球部瘘

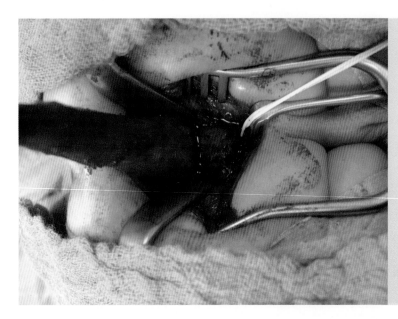

◄ 图 3-3　Pena 和 Devries 后矢状面肛肠成形术：在保留尿道（白色吊带）的同时，游离移动直肠

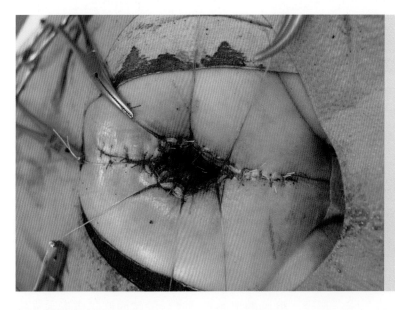

◄ 图 3-4　Pena 和 Devries 后矢状面肛门成形术：将直肠缝合入皮肤的肛门成形术

管是直肠和尿道之间的一根长且共用的管壁，它必须被分成两层。在直肠前列腺瘘管中，这一共同管壁的长度较短，因此，必须注意避免膀胱神经损伤、输精管或精囊损伤。膀胱颈瘘管应显露并经腹腔镜结扎。在女孩中，肛瘘或肛肠畸形的矫正也以同样的方式进行。前庭后瘘管的特征是直肠和阴道之间有一长段共同的管壁，这段管壁也必须分开。

如果泄殖腔畸形表现为一条共同的通道长度超过3cm，那么后矢状面重建术、阴道成形术、尿道成形术的重建与后矢状面成形术相似（如前所述）。在这种情况下，直肠暴露在后方然后打开后方以暴露共同通道。放置经尿道导管后，阴道和直肠分离。那么所有泌尿生殖系统的结构被解剖分离并向下移。这是在没有分离尿道和阴道的情况下完成的。约60%的泄殖腔畸形能以这种方

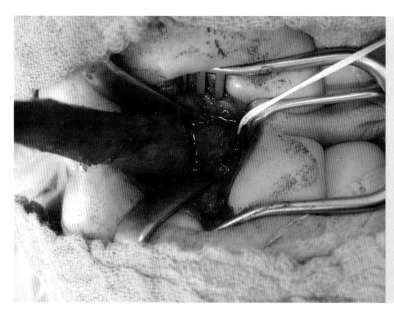

◀ 图 3-3 Pena 和 Devries 后矢状面肛肠成形术：在保留尿道（白色吊带）的同时，游离移动直肠

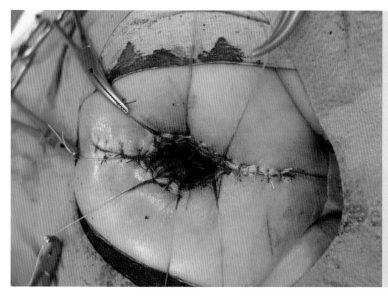

◀ 图 3-4 Pena 和 Devries 后矢状面肛门成形术：将直肠缝合入皮肤的肛门成形术

管是直肠和尿道之间的一根长且共用的管壁，它必须被分成两层。在直肠前列腺瘘管中，这一共同管壁的长度较短，因此，必须注意避免膀胱神经损伤、输精管或精囊损伤。膀胱颈瘘管应显露并经腹腔镜结扎。在女孩中，肛瘘或肛肠畸形的矫正也以同样的方式进行。前庭后瘘管的特征是直肠和阴道之间有一长段共同的管壁，这段管壁也必须分开。

如果泄殖腔畸形表现为一条共同的通道长度超过 3cm，那么后矢状面重建术、阴道成形术、尿道成形术的重建与后矢状面成形术相似（如前所述）。在这种情况下，直肠暴露在后方然后打开后方以暴露共同通道。放置经尿道导管后，阴道和直肠分离。那么所有泌尿生殖系统的结构被解剖分离并向下移。这是在没有分离尿道和阴道的情况下完成的。约 60% 的泄殖腔畸形能以这种方根据粪便通道的性质和瘘管的宽度，可以仔细扩张肛瘘口以改善粪便通道。结肠对比灌肠可以提供肠管扩张的信息。如果粪便通道不复杂，且瘘口附近的肠管没有扩张，则可根据 Pena 和 Devries[12] 计划进行后矢状面肛肠成形术，手术时机为出生后 1 个月。然而，如果出现肠扩张和排便困难，则应立即进行初步的结肠造口术。然后在 1~2 个月的时候进行后矢状面肛门成形术，对比研究显示远端肠道有瘘管，如胎粪通过尿道或女性生殖器排出，应立即进行结肠造口术，并在 1~2 个月时行后矢状面肛肠形成术。

如果没有瘘管或检查结果不明确，则应在 24~48h 后进行直肠侧位 X 线片检查，患儿取俯卧位，骨盆抬高体位。如果直肠的最低点在尾骨远端可见，或者直肠与皮肤的距离小于 1cm，则首先可以进行后矢状面肛肠成形术。如果直肠靠近尾骨，或直肠与皮肤之间的距离大于 1cm，则应首先进行结肠造口术。在这种情况下，后矢状面肛肠成形术应该在 Ⅱ 期进行。当有泄殖腔时，应在进行结肠造口手术前进行膀胱尿道造影和生殖器造影。3 个月大时，行后矢状面肛肠成形术、阴道成形术和尿道成形术。

注意：高位和复杂形式的肛肠畸形只有在实施保护性结肠造口手术后才能纠正。

---

4. 治疗

(1) 结肠造口术：直肠肛管畸形的理想结肠造口是在降结肠与乙状结肠交界处。两个造口之间用皮肤桥隔开，防止粪便进入远端肠管。否则，它可能导致复发性尿路感染，并发直肠尿道瘘，发展成巨直肠。皮肤桥也使结肠造口更容易护理。如果结肠造口太近，便会造成肠内压力不足，这会导致长期不可逆转的低蠕动以致远端肠管扩张。

(2) Pena 和 Devries 后矢状面肛肠成形术：至今，肛肠畸形通常通过后矢状面肛肠成形术来矫正。1982 年，Pena 和 Devries 首次描述了这一过程。该技术允许外科医师暴露所有解剖结构，并通过中央部位现有的肌肉组织牵拉直肠，以达到最佳的功能效果 [1, 8]。

重要的步骤包括让患儿俯卧，放置导尿管、肌电刺激仪，在肛门窝或瘘管上做一个纵向或蜻蜓状的皮肤切口，必要时将切口延伸到尾骨。将括约肌的表面部分进行内侧横断，并移动瘘管。然后解剖直肠，注意不要损伤尿道。在获得足够长度的直肠后（图 3-3），肌肉组织缝合重建。直肠与括约肌缝合。然后进行肛门成形术，将直肠缝合到皮肤上（图 3-4）。

如果没有外瘘，则从后方开始解剖。肌肉复合体的旁矢状面的纤维被分开，直肠盲腔在其最低点被打开，瘘管通过直肠腔暴露。然后显露、动员和结扎瘘管，进一步解剖直肠。直肠球部瘘

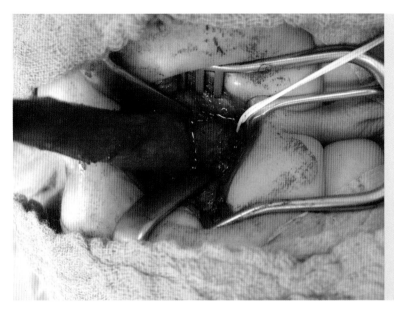

◀ 图 3-3　Pena 和 Devries 后矢状面肛肠成形术：在保留尿道（白色吊带）的同时，游离移动直肠

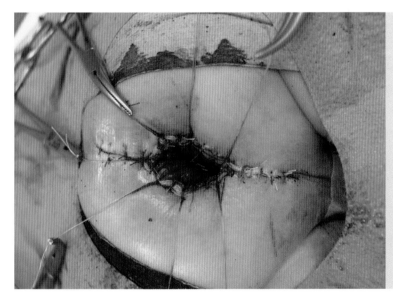

◀ 图 3-4　Pena 和 Devries 后矢状面肛门成形术：将直肠缝合入皮肤的肛门成形术

　　管是直肠和尿道之间的一根长且共用的管壁，它必须被分成两层。在直肠前列腺瘘管中，这一共同管壁的长度较短，因此，必须注意避免膀胱神经损伤、输精管或精囊损伤。膀胱颈瘘管应显露并经腹腔镜结扎。在女孩中，肛瘘或肛肠畸形的矫正也以同样的方式进行。前庭后瘘管的特征是直肠和阴道之间有一长段共同的管壁，这段管壁也必须分开。

　　如果泄殖腔畸形表现为一条共同的通道长度超过 3cm，那么后矢状面重建术、阴道成形术、尿道成形术的重建与后矢状面成形术相似（如前所述）。在这种情况下，直肠暴露在后方然后打开后方以暴露共同通道。放置经尿道导管后，阴道和直肠分离。那么所有泌尿生殖系统的结构被解剖分离并向下移。这是在没有分离尿道和阴道的情况下完成的。约 60% 的泄殖腔畸形能以这种方根据粪便通道的性质和瘘管的宽度，可以仔细扩张肛瘘口以改善粪便通道。结肠对比灌肠可以提供肠管扩张的信息。如果粪便通道不复杂，且瘘口附近的肠管没有扩张，则可根据 Pena 和 Devries[12] 计划进行后矢状面肛肠成形术，手术时机为出生后 1 个月。然而，如果出现肠扩张和排便困难，则应立即进行初步的结肠造口术。然后在 1～2 个月的时候进行后矢状面肛门成形术，对比研究显示远端肠道有瘘管，如胎粪通过尿道或女性生殖器排出，应立即进行结肠造口术，并在 1～2 个月时行后矢状面肛肠形成术。

如果没有瘘管或检查结果不明确，则应在 24～48h 后进行直肠侧位 X 线片检查，患儿取俯卧位，骨盆抬高体位。如果直肠的最低点在尾骨远端可见，或者直肠与皮肤的距离小于 1cm，则首先可以进行后矢状面肛肠成形术。如果直肠靠近尾骨，或直肠与皮肤之间的距离大于 1cm，则应首先进行结肠造口术。在这种情况下，后矢状面肛肠成形术应该在 Ⅱ 期进行。当有泄殖腔时，应在进行结肠造口手术前进行膀胱尿道造影和生殖器造影。3 个月大时，行后矢状面肛肠成形术、阴道成形术和尿道成形术。

注意：高位和复杂形式的肛肠畸形只有在实施保护性结肠造口手术后才能纠正。

---

4. 治疗

(1) 结肠造口术：直肠肛管畸形的理想结肠造口是在降结肠与乙状结肠交界处。两个造口之间用皮肤桥隔开，防止粪便进入远端肠管。否则，它可能导致复发性尿路感染，并发直肠尿道瘘，发展成巨直肠。皮肤桥也使结肠造口更容易护理。如果结肠造口太近，便会造成肠内压力不足，这会导致长期不可逆转的低蠕动以致远端肠管扩张。

(2) Pena 和 Devries 后矢状面肛肠成形术：至今，肛肠畸形通常通过后矢状面肛肠成形术来矫正。1982 年，Pena 和 Devries 首次描述了这一过程。该技术允许外科医师暴露所有解剖结构，并通过中央部位现有的肌肉组织牵拉直肠，以达到最佳的功能效果 [1, 8]。

重要的步骤包括让患儿俯卧，放置导尿管、肌电刺激仪，在肛门窝或瘘管上做一个纵向或蜻蜓状的皮肤切口，必要时将切口延伸到尾骨。将括约肌的表面部分进行内侧横断，并移动瘘管。然后解剖直肠，注意不要损伤尿道。在获得足够长度的直肠后（图 3-3），肌肉组织缝合重建。直肠与括约肌缝合。然后进行肛门成形术，将直肠缝合到皮肤上（图 3-4）。

如果没有外瘘，则从后方开始解剖。肌肉复合体的旁矢状面的纤维被分开，直肠盲腔在其最低点被打开，瘘管通过直肠腔暴露。然后显露、动员和结扎瘘管，进一步解剖直肠。直肠球部瘘

式重建。然而，如果共同通道长 3cm 以上，尿道和阴道必须分开，这需要具有各种阴道重建手术的经验。

5. 术后护理

术后 5 天可拔除导尿管，如需重建尿道，可在 10 天后拔除导尿管。14 天后对新肛门进行复查，随后立即进行扩张治疗（图 3-5）。如果达到足够的肛管宽度，结肠造口通常可在 3 个月后或更早关闭。

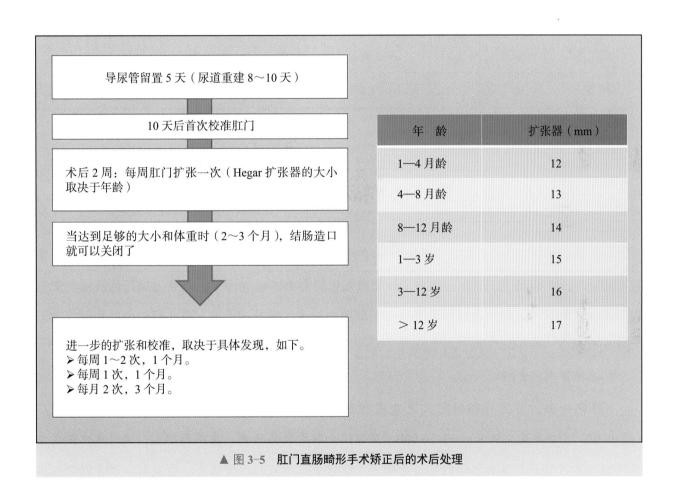

年　龄	扩张器（mm）
1—4 月龄	12
4—8 月龄	13
8—12 月龄	14
1—3 岁	15
3—12 岁	16
＞ 12 岁	17

导尿管留置 5 天（尿道重建 8～10 天）

10 天后首次校准肛门

术后 2 周：每周肛门扩张一次（Hegar 扩张器的大小取决于年龄）

当达到足够的大小和体重时（2～3 个月），结肠造口就可以关闭了

进一步的扩张和校准，取决于具体发现，如下。
➤ 每周 1～2 次，1 个月。
➤ 每周 1 次，1 个月。
➤ 每月 2 次，3 个月。

▲ 图 3-5　肛门直肠畸形手术矫正后的术后处理

6. 并发症和长期结果

幸运的是，在过去的 20 年里，先进的外科技术（后矢状面肛肠成形术）使得并发症变得少见。术中并发症包括尿道、输精管或膀胱的医源性损伤和女孩阴道的损伤。术后并发症包括伤口感染、股神经麻痹（褥疮病变）、肛门狭窄、黏膜或直肠脱垂。还包括复发性直肠尿道瘘或直肠阴道瘘。

除了外科专业知识，肛门直肠畸形的形式决定了预后。对于那些有良好预后的直肠肛管畸形，我们认为在 3 年内可以达到排便自控。在这里，谨慎治疗便秘是至关重要的，以避免大便失禁。根据经验判断，排便自控的预后越好，便秘的发生率越高（表 3-2）。

表 3-2　肛门直肠畸形矫正后的功能结果

	肛周瘘（%）	前庭瘘（%）	球部瘘（%）	前列腺瘘（%）	泄殖腔＜3cm（%）	泄殖腔＞3cm（%）
独立排便	100	92	82	73	71	44
大便沾染	20	36	54	77	63	87
大便失禁	90	71	50	31	50	28
便　秘	56	61	64	75	40	35

改编自 Levitt 和 Pena[16]

注意：排便自控的预后越好，便秘的发生率越高。

对于预后不良的患者，应在 3 岁时开始粪便管理（排便、饮食测量和调节肠道药物），以便使这些患儿的自控时间超过 24h。如果父母和患儿想要更大的独立性，可以通过顺行性肠灌洗来实现。为了促进这一过程，在脐部附近进行了阑尾造口术，通过该手术，患儿可以借助导尿管顺行冲洗大肠。

7. 其他复杂的畸形

➤ **膀胱外翻**：膀胱外翻的定义是先天性膀胱缺口发生在尿道（上裂）、下腹壁和骨盆环（图 3-6）。发病率为 1/50 000～1/30 000，男孩比女孩更容易患病。在病因学上，这代表中胚层在前下腹壁的外胚层和尿囊之间的生长受阻。下腹壁缺损由膀胱后壁填充。腹直肌、耻骨联合和阴茎背侧不能闭合。由于这个原因，膀胱外翻总是与阴茎背裂或阴蒂裂有关。手术处理包括膀胱和尿道的重建以及耻骨联合的闭合。

➤ **泄殖腔外翻**：复杂畸形伴有膀胱外翻和膀胱裂为两半、阴茎尿道上裂为两半、耻骨联合分离、脐膨出（不一定存在）、会阴裂伴泄殖腔器官外露、结肠发育不全、肛门闭锁、盆底高度发育不全缺乏肌肉控制结构（图 3-7）。重建是十分困难的，只能在专门的医疗中心进行。

➤ **骶尾部畸胎瘤**：骶尾部畸胎瘤是胎儿畸胎瘤最常见的部位。发病率约为 1/40 000；受影响的女孩是男孩的 4 倍。鉴别诊断应考虑腰骶神经脊膜膨出和小骨盆的神经源性肿瘤。Altman 等对尾

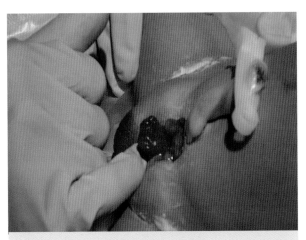

▲ 图 3-6　膀胱外翻

先天性膀胱裂开、尿道（尿道上裂）、腹壁下移、环状盆腔

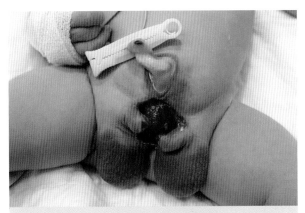

▲ 图 3-7　泄殖腔外露

伴有膀胱外露的复杂畸形、阴茎裂为两半、耻骨联合分离、小脐疝，附加肛门直肠畸形

骨畸胎瘤的经典形态学分类是根据其程度和位置将其分为 4 个等级[13]。

　　骶尾骨畸胎瘤绝大多数是良性肿瘤。由于未完全切除的肿瘤和恶性尾骨畸胎瘤有增加的复发和转移的风险，及时完全切除尾骨畸胎瘤是最重要的。

　　经典的手术方法是通过一个弯曲的或反向的 V 形切口，患儿俯卧。畸胎瘤应尽可能利用边缘健康的邻近组织的切除修复。

　　注意：尾骨畸胎瘤应整块切除，包括尾骨，以防止局部复发。

　　为了尽量减少病理性后遗症的风险，必须注意保留盆底肌肉组织、直肠、膀胱、输尿管和神经丛。为了避免大便失禁问题，盆底必须精确重建[3]（图 3-8，图 3-9）。

　　8. 泌尿生殖软组织肿瘤

　　软组织肿瘤（尤其是脂肪瘤）可在男孩和女孩中发生，其严重程度各不相同（图 3-10）。脂肪瘤是男孩中最常见的阴囊内非睾丸肿瘤（图 3-11）。包括恶性退化在内的复发已被描述。

（二）男孩先天性泌尿生殖系统畸形

◆ **隐睾**

　　1. 基础

　　隐睾是泌尿生殖道最常见的畸形，在所有足月男孩中发病率为 1%～3%，在早产儿中发病率

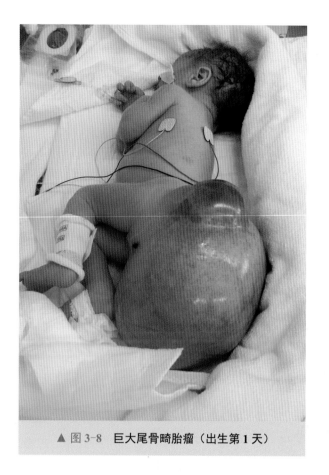

▲ 图 3-8　巨大尾骨畸胎瘤（出生第 1 天）

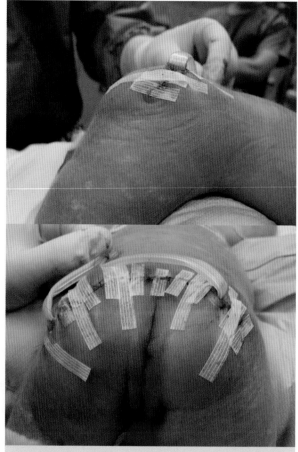

▲ 图 3-9　产后巨大尾骨畸胎瘤切除及盆底及肛管重建

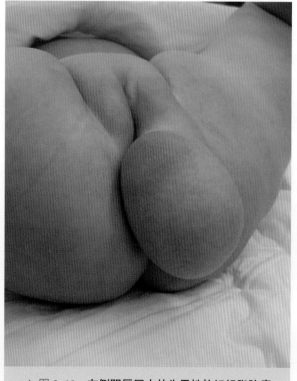

▲ 图 3-10　左侧阴唇巨大的先天性软组织脂肪瘤

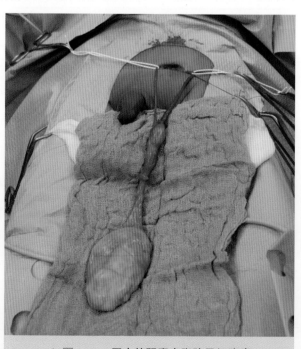

▲ 图 3-11　巨大的阴囊内脂肪母细胞瘤

显著升高。隐睾的原因是多方面的，各种因素正在探讨中。在大多数情况下，它应被视为下丘脑 – 垂体 – 性腺轴 – 子宫内功能不全的后遗症，作为一种内分泌病。

2. 成因和临床术语

隐睾一词包括以下诊断。

➤ **可伸缩的睾丸**：睾丸的位置在腹股沟、阴囊前和阴囊之间改变，这取决于提睾肌的张力。可下降的睾丸不需要治疗，但应定期检查。

➤ **滑动睾丸**：推动睾丸可以进入阴囊，但松手后立即滑回最初的腹股沟位置。

➤ **异位睾丸**：睾丸下降时偏离其生理路径，在筋膜上、大腿上、耻骨上或阴茎位置，或在阴囊的对侧半出现。

➤ **停滞睾丸**：睾丸在泌尿生殖沟沿其生理下降线的某一时刻停止（可保留在腹部或腹股沟区；图 3-12）。

➤ **次级未降到阴囊的睾丸**：次级未下降睾丸应与初级停滞睾丸区分开来。在这里，最初在阴囊中的睾丸由于纵向生长不足或由于保留它的精索纤维束而缩回。

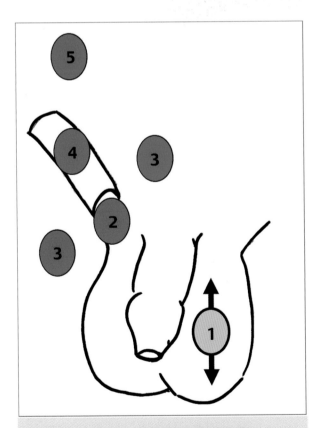

▲ 图 3-12 睾丸不同部位示意图

1. 生理性下降睾丸；2. 滑动睾丸；3. 异位睾丸；4. 腹股沟隐睾；5. 腹部隐睾

3. 诊断检查

最重要的诊断步骤是临床检查和双手触诊。发育不全的阴囊可能是睾丸残留的迹象。在困难的情况下（肥胖或烦躁的儿童），如果睾丸位置不清楚，建议反复检查，临床检查后再进行超声检查。在没有睾丸可触及的情况下，建议进行额外的内分泌学检查。如果睾丸的位置仍然不清楚，那么腹腔镜检查通常是根据当前的指南进行的。然后可以在同一手术中确认睾丸的腹腔内位置并予以复位[11]。

4. 治疗

治疗的目的是永久性地将停滞或异位睾丸移至阴囊并固定在那里。这个目标应该在出生后的第一年实现。对于早产儿，应在适当的年龄进行矫正。

注意：对隐睾的治疗应在出生后的 1 年内完成。

治疗的形式取决于患儿的年龄和隐睾的具体形式。在最初的 6 个月里，可以简单地观察患儿，等待睾丸自发下降。如果没有下降，术前可以 LHRH 促黄体激素和 β-hCG 人体绒毛膜促性腺激素联合治疗。如果不能成功，必须进行外科手术治疗（图 3-13）。对于异位睾丸或机械性嵌顿的患者（继发性隐睾，合并疝），不建议术前激素治疗，因为它对睾丸的位置没有影响。

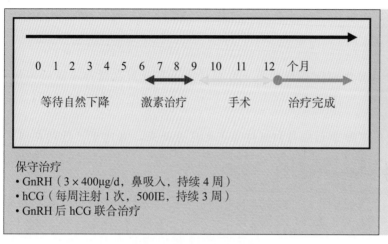

◀ 图 3-13　隐睾治疗方案。治疗现在应该在患儿的第 1 个生日之前完成

对于可触及的异位睾丸的外科处理目前包括松解术和 Schoemaker 所描述的标准化睾丸固定术[14]。对于位于腹股沟和腹部的高位睾丸，首选腹腔镜检查而不是侧方入路探查。腹腔镜检查不仅能让外科医师更好地了解睾丸的位置，还能将诊断手术（腹腔镜检查睾丸）与治疗手术（单阶段或两阶段的 Fowler Stephen 手术，如腹部睾丸）结合起来。目前，未下降的睾丸在阴囊内获得永久位置而不萎缩的成功率为 70%～80%。

手术复位隐睾对精子发生有积极作用。然而，与正常人群相比（高出 5～10 倍），它对导致睾丸恶性肿瘤风险的增加没有影响。因此，既往有隐睾病史的男孩应该在 15 岁以后检查自己的睾丸。还应该被告知，每一个无痛的睾丸大小改变或双侧一致性必须被记录下来[11]。

◆ **包皮过长**

1. 生理性包皮过长

婴儿的包皮囊发育不完全。包皮贴在阴茎头上，很难拉回。在 1 岁以内，包皮分离。在 1 岁时，80% 的病例可以很容易地恢复，在 2 岁时，90% 的病例可以恢复。这种生理上的包皮粘连必须与实际的包皮挛缩区分开来，后者的发生率为 1%，相对少见。

2. 病理性包皮过长

龟头炎可发生病理性包茎。在出生后的最初几个月（生理性的包茎期），反复地将尚未发育完全的包皮往后拉，这种常见的做法只会使情况恶化。这导致微创伤，往往产生瘢痕，进一步收缩包皮（图 3-14）。

3. 治疗

在包茎有少量瘢痕的情况下，可以先尝试局部类固醇保守治疗 4～6 周。在 70%～80%

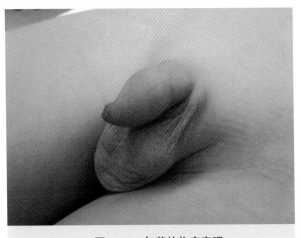

▲ 图 3-14　包茎的临床表现

的病例中，包皮可松解，避免了手术环切的需要。如果经保守治疗后仍有包茎现象，或有严重瘢痕，根治性包皮环切术应优先于不用包皮环切术的次全切术（图 3-15），因为后者的复发率要高出数倍。预防性包皮环切在避免恶性或感染性性传播疾病方面的常见益处已被证明是错误的。完整的包皮环切术也应该在怀疑有硬化和萎缩苔藓的情况下进行[2]。

4. 并发症

包皮环切术的并发症通常是由于外科医师训练不足或技术不精造成的，在大多数情况下是可以避免的。术后感染少见，一般保守处理。轻微出血可以通过压迫来治疗，严重的术后出血，尤其是系膜动脉出血，则需要手术治疗。

切除包皮会使龟头暴露在碱性尿液中。这可能导致在尿道口处溃疡形成，然后狭窄。这可能需要后续的尿道口切开术。

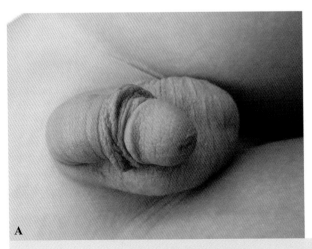
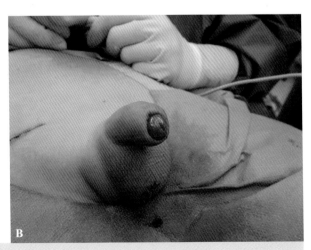

▲ 图 3-15
A. 包皮环切术后的临床表现；B. 包皮次全切术后的临床表现

极为罕见的并发症包括龟头损伤、部分或完全截除龟头、淋巴水肿，表皮样囊肿、尿道瘘和 Fournier 坏疽。治疗取决于受伤情况。治疗目的是保护器官[9]。

5. 特殊类型

➤**埋藏式阴茎（也称为隐匿式阴茎）**：阴茎埋在阴囊中间（图 3-16），可以在包皮缩回后推出。通常伴有青少年肥胖，除减肥外，治疗包括三角重建或两阶段改良 Cecil 手术。单独的包皮环切是禁忌的，它会导致瘢痕遮盖隐藏阴茎。

➤**小阴茎**：经验法则是，比同样年龄标准偏差小 2.5 倍的阴茎应视为小阴茎（图 3-17）。它总是作为一种全身性疾病的综合征出现。内分泌学病因包括原发性促性腺激素减少、性腺功能减退和男性假两性畸形。

➤**阴茎扭转**：通常是逆时针扭转，可以达到 180°。由于这是一个美观的问题，旋转超过 90° 应该通过顺时针反向转移阴茎皮肤予以纠正。部分扭转常发生于尿道下裂，必须作为尿道下裂手术的一部分予以纠正。

➤**阴茎阴囊转位**：阴茎阴囊转位非常罕见，主要发生于肾脏畸形。不完全阴茎阴囊转位（图 3-18）较为常见，可发生于尿道下裂。手术矫正主要包括将阴囊一分为二，在阴茎根部周围开一个切口，将阴茎抬高，然后将阴囊的两部分缝合在一起，低于抬高的阴茎[7]。

注意：在尿道下裂和埋藏式阴茎治疗时，首先行包皮环切是禁忌的。

---

6. 包皮嵌顿

当缩窄的包皮在龟头上缩回时，可能发生的情况是缩窄的包皮不能再被推出冠状沟。其结果是龟头的绞窄，称为包皮嵌顿（图 3-19）。循环系统受损导致越来越痛，龟头和包皮水肿肿胀。静脉淤滞导致龟头呈现青灰色。在局部麻醉的情况下，最初尝试通过压迫龟头来复位。如果复位失败，必须在全身麻醉的情况下切开背侧包皮。包皮环切术一般应在阴茎包皮嵌顿解除后间隔适当的时间进行。

7. 尿道下裂

阴茎尿道下裂（图 3-20）也是男孩常见的先天性畸形。现今发病率为每 1000 名男婴 4.7～8 人。尿道下裂的特征是尿道近端发育不良，阴茎前曲，以及不完整的包皮，呈背盖状。根据尿道开口的位置，尿道下裂可分为远端（前）、中、近端（后）三种形态（图 3-21）。尿道下裂的严重程度增加与更复杂的重建和更高的并发症发生率相关。重建的目的是实现一个直的新尿道、一个

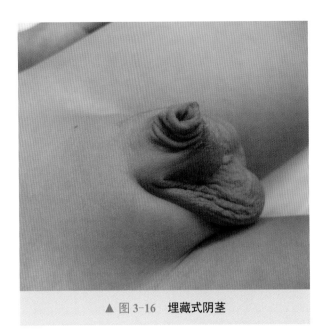

▲ 图 3-16　埋藏式阴茎

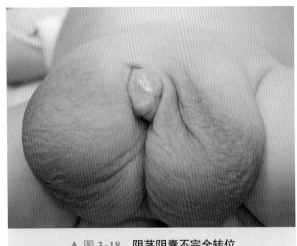

▲ 图 3-18　阴茎阴囊不完全转位

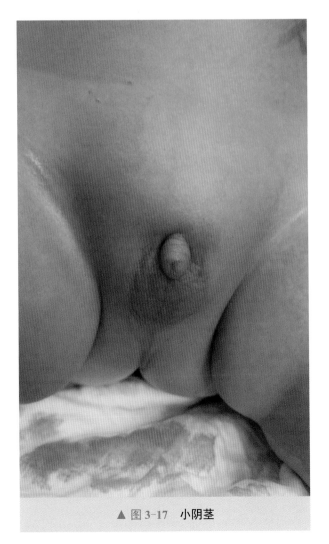

▲ 图 3-17　小阴茎

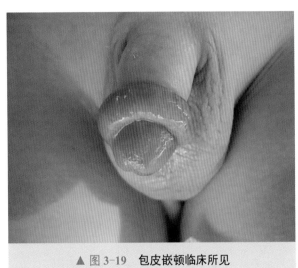

▲ 图 3-19　包皮嵌顿临床所见

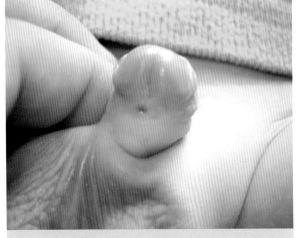

▲ 图 3-20　冠状沟尿道下裂（前型）临床所见

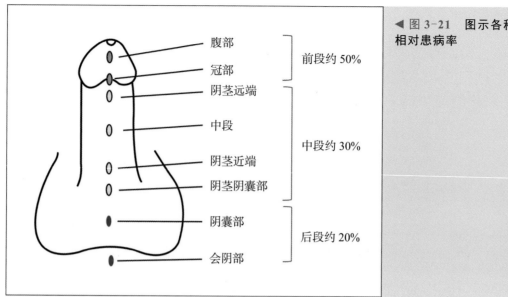

◀ 图 3-21　图示各种形式尿道下裂的相对患病率

直的阴茎轴与向前的尿流方向一致、正常的性功能和一个美观的外形。

注意：手术矫正尿道下裂应在 6 月龄至 1 岁进行。

各种外科技术已经建立，但不是所有的都可以在这里详细讨论。由于尿道下裂的变异性和高达 30% 的高复发率，纠正尿道下裂只能在公认的具有高水平专家的小儿外科中心进行[4]。

（三）女童先天性泌尿生殖系统畸形

1. 阴唇粘连

小阴唇粘连是无害的，发生在婴幼儿和学龄儿童。粘连的阴唇可能完全阻塞阴道的入口。偶尔，这会导致尿道感染。局部应用含雌激素软膏后，粘连往往消失。可以在短效全麻下手术松解阴唇粘连。

2. 阴道畸形

阴道畸形的范围从发育不全到双重阴道和子宫，再到持续性的泌尿生殖窦和泄殖腔畸形。

二、儿童泌尿生殖道或肛门直肠损伤

发生意外时，因下肢外展，儿童的外生殖器可能会受伤，如骑自行车时[6]。

➢ **阴茎损伤**：儿童时期，主要涉及包皮在裤子拉链里的撞击。根据其严重程度，可以用简单的伤口护理或包皮环切术治疗。阴茎或阴囊的皮肤完全丧失需要全层皮肤移植。必要时，阴茎也可以暂时埋入下腹部的皮下组织。创伤离断的阴茎可以用显微外科血管尿道吻合术治疗。

➢ **睾丸和附睾的损伤**：睾丸破裂通常是直接外伤的结果。立即进行手术探查，清除血肿和坏死组织可以挽救睾丸[6]。

➢ **女性生殖器损伤**：坠落通常会造成外生殖器的大、小阴唇或阴蒂的裂伤。除了严重的疼痛外，主要是出血引起了父母和孩子的警惕。表面出血可以通过简单的压迫来处理，而深部撕裂或疑似穿透性损伤则需要在全身麻醉下进行探查。

➢ **烧伤和烫伤**：儿童经常遭受烧伤和烫伤。不幸的是，这些往往是更为广泛和严重的，一般涉及面部，颈部，胸部以及生殖器区域。特别是向下拉翻容器内的热液体会导致烫伤，一般会包括肛门生殖器区域。最重要的初期急救措施是在 15～20min 内用约 15℃的水将烧伤区降温。随后的烧伤评估是至关重要的，包括的深度（一度、浅二度、深二度和三度）及其面积，以体表的百分比表示。在临床实践中，儿童烧伤深度往往被低估，而面积则被高估。

　　注意：在儿童烧伤和烫伤损伤中，损伤的范围通常被高估，而深度则被低估。

　　儿童手的大小可以作为估计烧伤面积的参考，因为它约占儿童体表的 1%。

　　所有儿童肛门 - 生殖器区域的烧伤和烫伤都必须在有治疗儿童热损伤经验的医院住院治疗（图 3-22）。建议放置尿道管。根据临床表现，首先清洗伤口，去除水疱，并使用无菌敷料。或者，暴露治疗可以在专门的儿科烧伤病房进行。如果热损伤区域的 10 天内未能上皮化，则必须用刃厚或全层皮肤移植物覆盖缺损。

➢ **穿刺受伤**：穿刺损伤在儿童中比成人更常见。它们通常是由于爬越栅栏、从树上掉下来、摔倒在自行车车把上或园林工具上而引起的（图 3-23）。可能发生会阴爆裂破裂，例如患者被汽车辗过时，必须与直接穿刺伤相区别。手术处理取决于术中对损伤的严重程度的判断（有或没有保护性回肠造口术的初级重建）。

➢ **性虐待**：性虐待是指与未成年人或者无抵抗能力的成年人（如患者、残疾人）发生性行为，或者未经其同意发生性行为。遭受性虐待往往会给受害者带来身体和精神上的创伤，从而导致长期的情绪困扰。这些症状包括创伤后应激综合征、非器质性发育障碍、抑郁、边缘性人格障碍以及包括分离性身份障碍在内的分离性人格障碍。后三种精神障碍通常与儿童或青少年时期的性虐

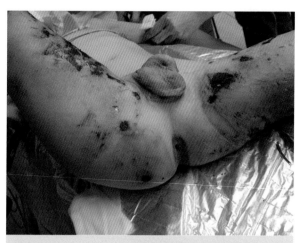

▲ 图 3-22 爆炸烟火在肛门生殖器区域的灼伤。二度、三度烧伤的大腿，以及阴茎、阴囊和肛门区域

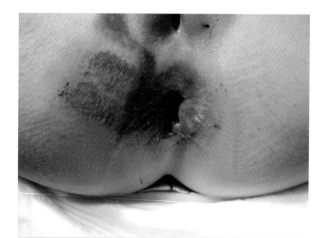

▲ 图 3-23 直肠前段穿孔的穿刺损伤。首次经腹重建是在没有保护性结肠造口术的情况下进行的。长期结果显示肛门括约肌功能丧失

待史密切相关。手术处理取决于术中对损伤的严重程度的判断（图 3-24）。适当的心理护理同样重要。

三、性分化障碍

性器官既非表型上的男性也非表型上的女性，表现出一种阴阳人的异常性分化状态，可分为以下三组。

• 生殖发育异常，但具备正常的睾丸和外生殖器（男性假两性畸形）。

• 生殖发育异常，但具备正常卵巢和女性核型（女性假两性畸形）。

• 生殖发育异常伴性腺发育异常，通常是一组异常性染色体的结果。

为了给患儿及其家庭提供有效的治疗，组建一个诊断和治疗的跨学科团队是绝对必要的。由于很多的长期并发症存在，与专业的治疗中心密切合作是至关重要的[10]。

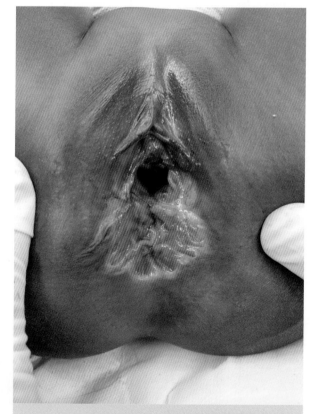

▲ 图 3-24 直肠和阴道性虐待后，会阴部和括约肌前部分完全破坏的状态，治疗包括后矢状面肛门直肠成形术和阴道成形术的完全重建

拓展阅读

[1] Boemers TM. Anorektale und kloakale Malformationen. In: von Schweinitz D, Ure B, eds. Kinderchirurgie. Berlin: Springer; 2013:421–448

[2] Bolnick DA, Koyle M, Yosha A. Surgical Guide to Circumcision. Berlin: Springer; 2012

[3] Calaminus G, Seitz G, Schneider DT,Wessalowski R. Keinzelltumoren. In: Fuchs J, ed. Solide Tumoren im Kindesalter. Stuttgart: Schattauer; 2012: 189–195

[4] Hadidi AT, Azmy AF. Hypospadias Surgery. Berlin: Springer; 2004

[5] Holschneider AM, Hutson JM. Anorectal Malformations in Children. Berlin: Springer; 2006

[6] Laaser MK, Müller SC, Perovic S. Seltene Penisfehlbildungen. In: Stein R, Beetz R, Thüroff JW, eds. Kinderurologie in Klinik und Praxis. Stuttgart: Thieme; 2012: 582–589

[7] Laaser MK, Müller SC. Akute penile Affektionen. In: Stein R, Beetz R, Thüroff JW, eds. Kinderurologie in Klinik und Praxis. Stuttgart: Thieme; 2012: 629–637

[8] Pena A, Bischoff A. Surgical Treatment of Colorectal Problems in Children. New York, NY: Springer; 2015

[9] Schroeder A. Phimose. In: Stein R, Beetz R, Thüroff JW, eds. Kinderurologie in Klinik und Praxis. Stuttgart: Thieme; 2012: 567–570

[10] Sinnecker GHG, et al. Sexuelle Differenzierungsstörungen. In: Stein R, Beetz R, Thüroff JW, eds. Kinderurologie in Klinik und Praxis. Stuttgart: Thieme; 2012: 508–538

[11] Stehr M. Erkrankungen des Hodens. In: von Schweinitz D, Ure B, eds. Kinderchirurgie. Berlin: Springer; 2013: 580–596

[12] Pena A, De Vries PA. Posterior sagittal anorectoplasty: important technical considerations and new applications. J Pediatr Surg 1982, 17: 796-811

[13] Altmann RP, Randolph JG, Lilly J. Sacrococcygeal teratoma. An American Academy of Pediatrics surgical section review. J Pediatr Surg 1974; 9: 389–97

[14] Schoemaker J. Über Kryptorchismus und seine Behandlung. Chirurg. 1932; 4: 1–3

[15] Levitt MA, Peña A. Anorectal malformations. Orphanet J Rare Dis. 2007; 2:33.

[16] Levitt MA, Peña A. Outcomes from the correction of anorectal malformations. Curr Opin Pediatr. 2005; 17(3): 394-401.

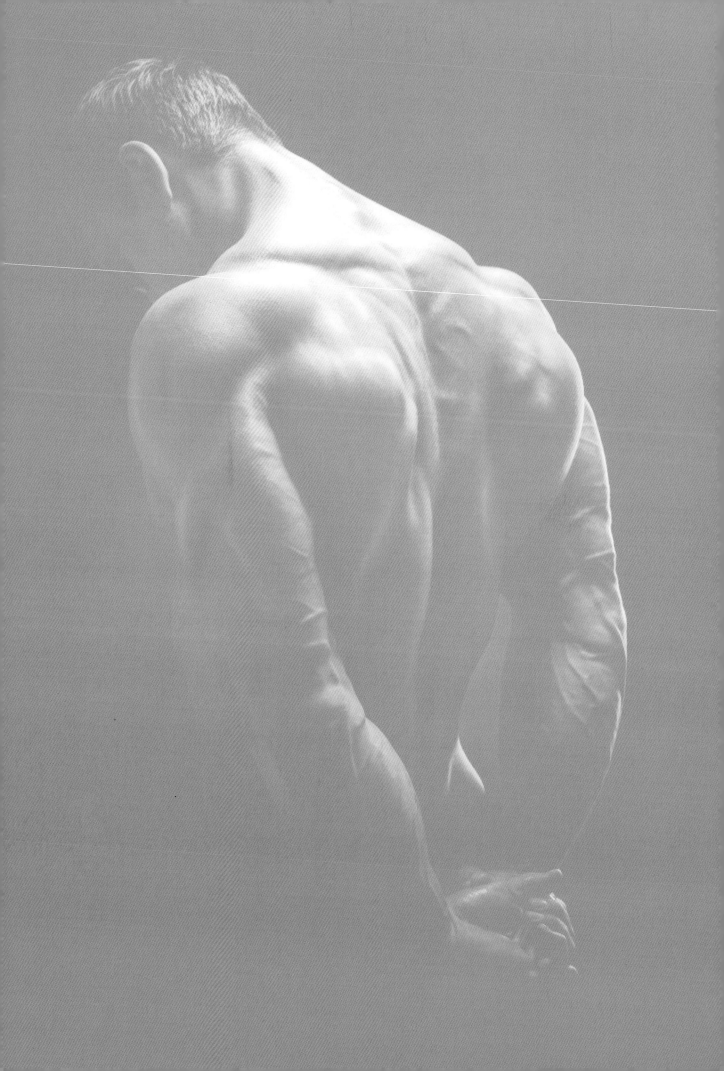

第二篇　功能性美容外科
Functional Aesthetic Surgery

第 4 章　女性生殖器功能性和美容外科
Functional and Aesthetic Genital Surgery in the Female

P. H. Zeplin　A. Borkenhagen　U. E. Ziegler　D. von Lukowicz　S. Schinner
S. Emmes　M. Nuwayhid　R. W. Gansel　F. Schneider–Affeld **著**
陈峥峥　任萍萍　彭　程　张　影　朱美玲　于明月 **译**
赵卫东　胡卫平　张爱君 **校**

一、基本原理

（一）解剖

女性外生殖器结构包括阴阜、大阴唇、小阴唇、阴道前庭、前庭勃起组织、阴蒂和前庭腺。

大阴唇是从阴阜延伸至会阴的软组织皱襞，被毛发覆盖。女阴裂位于前连合和后连合之间，阴裂突出处与小阴唇共同覆盖阴蒂、尿道口和阴道口。

小阴唇是与大阴唇内侧相邻的成对皮肤皱襞，构成阴道前庭和阴道口的侧面分界。小阴唇无毛发，外侧被覆角化复层鳞状上皮，内侧由含有大量皮脂腺的非角化鳞状上皮覆盖，外侧色素沉着较内侧明显。小阴唇向前分叉成两对皱襞，两外侧皱襞形成阴蒂的包皮包绕着阴蒂头部，并与阴唇的前连合相连结，两内侧皱襞合并形成阴蒂系带。在后方，两对小阴唇在后连合或阴唇系带处与大阴唇相连结。

成对的前庭大腺或者巴氏腺开口于小阴唇的内表面，与前庭小腺一起产生一种分泌物润滑阴道前庭，由处女膜将女性内生殖器和外生殖器分隔开。

外生殖器后部分由阴部内动脉发出的会阴动脉阴唇后支供血，前部分由股动脉分支（阴部外动脉发出的阴唇前支）供血。静脉与同名动脉伴行，外生殖器的静脉通过阴部内静脉、几个阴部外静脉以及蔓状静脉丛回流。

（二）生理标准

外阴的外观在女性一生中会不断发生变化。第一次显著变化发生在青春期，第二性征在此期间也开始出现。Marshall 和 Tanner[22] 将青春期外生殖器区域外观的发育分为五个阶段（图 4-1）。

- 阶段Ⅰ，特征是完全没有阴毛。
- 阶段Ⅱ，大阴唇和阴阜沿着中线开始出现稀疏毛发。
- 阶段Ⅲ，毛发覆盖率增加，此阶段阴毛覆盖于大阴唇，也横向散布于阴阜上。
- 阶段Ⅳ，毛发覆盖范围继续向外上角扩散，直至形成一个三角形。
- 阶段Ⅴ，也就是最后阶段，呈现出一个完整的三角形毛发覆盖范围。

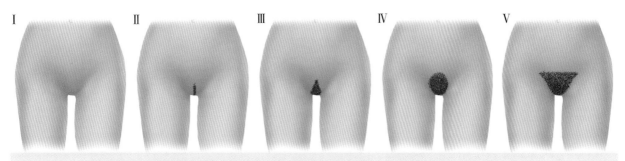

▲ 图 4-1　依据 Marshall 和 Tanner 的观点将外生殖器区域外观发育划分的各个阶段 [22]

阶段Ⅴ的特点是阴毛的形状呈倒置三角形，其水平边缘恰好位于圆韧带的阴唇附着点的上方。在大阴唇的外侧，阴毛可延伸至大腿。

除了青春期，在性成熟的女性中，除了血流灌注的改变、结缔组织的拉伸，产伤、妊娠和分娩也会引起外阴外观发生一系列变化。在绝经后女性中，可出现大阴唇脂肪垫萎缩、皮肤弹性降低，阴毛厚度和色泽减少，生殖器区域暴露得更多，变化也更容易显现。

影响外阴外观的因素很多，个体之间外生殖器的颜色和形状差异也比较大，很难制定一个外阴外观的生理标准。如 Lloyd 等 [19] 根据对 50 名绝经前女性的测量，描述小阴唇长度为 2.0～10.0cm 不等，小阴唇宽度同样变化大，范围为 0.7～5.0cm，平均宽度 2.1cm。

目前的数据只能为调查结果的初步评估提供大致方向。研究结果应始终单独评估，并应评估激素或染色体疾病（图 4-2，表 4-1）。

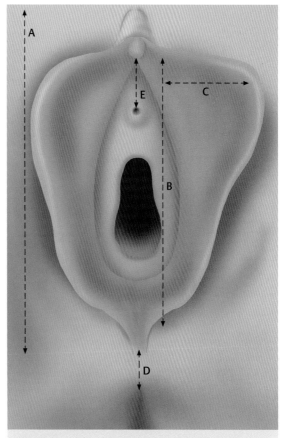

▲ 图 4-2　按照 Lloyd 等 [19] 制订的绝经前外阴生理标准，从 A～E 的解释见表 4-1

根据 Basaran 等的观点，绝经后妇女的外阴外观除了小阴唇宽度萎缩外，其余没有发生明显的变化。

表 4-1　按照 Lloyd 等[19]制订的绝经前外阴生理标准

分　类	外生殖器	测量值（cm）
A	大阴唇长度	9.3±1.3
B	小阴唇长度	6.0±1.7
C	小阴唇宽度	2.1±0.9
D	会阴长度	3.1±0.8
E	阴蒂至尿道口距离	2.8±0.7

（三）病史和术前准备

女性具有矫正外生殖器的意愿这种现象正变得越来越普遍，虽然主要动机仍然是美容方面的考虑，但存在功能障碍也可能是女性接受手术矫正的一个原因。需要考虑到的因素既包括先天性、激素、年龄及产后改变，也包括创伤、肿瘤切除或既往手术引起的改变。无论是对有功能性主诉的患者，还是那些单纯出于美容因素寻求治疗的患者，都应详细询问其接受生殖器手术的动机。

注意：术前必须对患者的期望以及可能的手术结果进行详细讨论。

在对一般病史和妇科病史询问后，建议进一步询问性生活方面病史，从而获取有关症状、痛苦程度、伴侣的影响以及治疗动机等信息。女性性功能指数（FSFI）问卷调查是一种合适的额外方法来确定性障碍。

医师必须和患者有效沟通，明确可能的干预措施能否解决检查期间所发现的问题。由于会有很高比例患者出现轻度到中度的体像障碍，因此需谨慎判断是否需要进行手术，可以进行轻微的手术矫正来改善身体形象，建议患者用手持式镜子进行检查。需提供有关手术技术和风险的患者教育。还需要指出的是，还没有足够的科学数据能说明这些干预能否使伴侣间感情持久或性功能改善。此外，应告知患者利用 FSFI 问卷进行的研究未能证明在性功能和生殖器手术后性行为体验方面有任何普遍的改善。

二、阴唇成形术

（一）大阴唇

◆ **大阴唇肥大**

大阴唇的大小和形状受其脂肪组织垫的重要影响，轻微的不对称是生理性的。因严重肥胖或脂肪营养不良而引起的肥大必须与生殖器水肿区分开来，可与淋巴水肿或克罗恩病（Crohn disease）同时发生。大阴唇肥大也可发生在大面积减肥引起的脂肪组织垫减少的地方，这时肥大是由多余皮肤中残留的脂肪过多引起的，可以表现为明显的不对称。

1. 病因

单纯的脂肪组织体积增加和减少通常与体重的巨大波动有关。肥大，即脂肪组织萎缩留下的多余皮肤会导致功能或审美上的受损，随着年龄的增长，这种情况更常发生，它也可继发于手术干预（淋巴水肿）。

2. 手术方法

抽脂术可以成功治疗大阴唇的轻微不对称和中度脂肪组织过多，尤其是对于那些体重正常且皮肤有弹性的人。在缓慢注入局部麻醉溶液后，外科医师通过一或两个小切口吸除多余的脂肪组织，并勾勒出阴唇轮廓。

如果抽脂术留下的皮肤过多，或者脂肪组织太多，无法通过抽脂去除，则必须考虑皮肤脂肪切除术。这种组织切除术的内侧边界是由小阴唇交界处的阴毛线或皱襞来划定的，外侧分界线位于阴股沟内侧约 1cm 处，前后连续切除至大阴唇的整个范围。

术前在患者站位时标出要切除组织的范围，患者处于截石位，双腿外展，外科医师控制是否可以在无张力和不损伤小阴唇的情况下闭合伤口。如果张力过大，切除的宽度必须减小。术前建议每侧注入 50～100ml 局部麻醉溶液（含肾上腺素），这将减少出血并发症的风险。实际的皮肤切除（以梭形或镰刀状沿着皮下脂肪组织进行）是根据检查发现的情况进行的。这种切除是为了使闭合的缝合线平行于阴股沟，解剖不能延伸到深筋膜更深的部位（图 4-3 至图 4-5）。

◆ **大阴唇萎缩**

自体脂肪移植（脂肪填充）可有效地治疗先天性或获得性大阴唇不对称、年龄相关性萎缩和不能行皮瓣重建的太小的大阴唇缺损。从大腿内侧或腹部抽脂获得的脂肪组织，经过特定要求处理，然后通过大阴唇前部的小切口皮下注射。

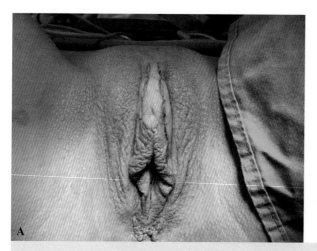
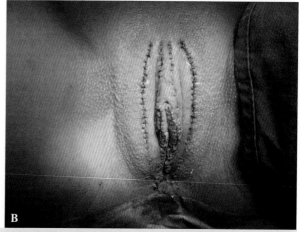

▲ 图 4-3　阴唇成形术（经 **M. Nuwayhid** 同意）

A. 术前发现大阴唇肥大；B. 大阴唇、小阴唇、阴蒂包皮成形术术后所见

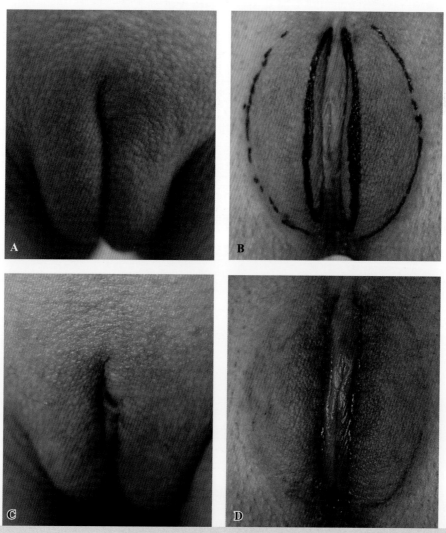

▲ 图 4-4　大阴唇肥大

A. 术前所见；B. 术前标记；C. 术后患者站立的情况；D. 患者仰卧位的术后表现

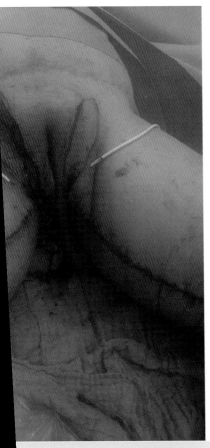
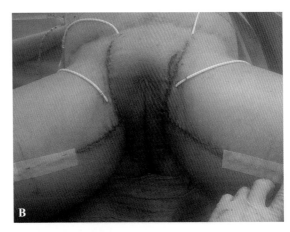
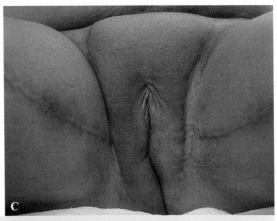

▲ 图 4-5　减肥后大阴唇结合大腿轮廓成形术
A. 术中所见；B. 术后立即所见；C. 术后所见

后也要进行定期的随访检查，因为可能会出现体积减少而需要重复该过程。

代物包括许多具有不同程度黏结性的合成填充物质（如透明质酸制剂），必须

技术。即使使用这些物质，也可能会在 6～12 个月后观察到由于吸收而导致

需要第二次手术（图 4-6 至图 4-8）。

对严格地保持在大阴唇皮下，不可以偏离到更深层次的血管内。

化很大，不对称和小阴唇宽度从 0.7～5.0cm 可视为生理上正常。然而，功

仅可以发生在这个范围之外，也可出现在这个范围之内，这些问题可能是

分理由。

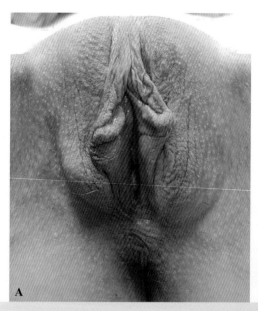
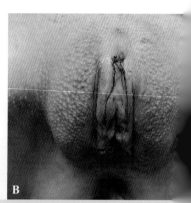

▲ 图 4-6　脂肪填充治疗大阴唇萎缩
A. 术前所见；B. 大阴唇脂肪填充及小阴唇成形术术后表现

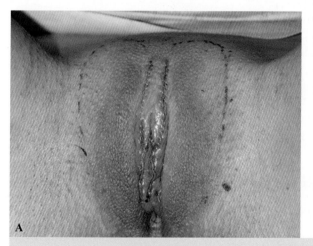
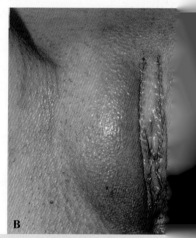

▲ 图 4-7　脂肪填充治疗大阴唇萎缩
A. 术前所见；B. 术后所见

　　许多患者认为小阴唇的大小和位置是相对于大阴唇而决定的。在 Miklo
当被问及她们的审美理想时，97.8%（n=550）的患者回答说，她们更喜欢
大阴唇水平齐平。根据这些术语的定义，一旦小阴唇超出大阴唇水平，就可

　　患有小阴唇肥大或不对称的妇女经常描述在运动、穿着某些衣服、排尿
时不适和障碍，后一种情况可能涉及性感觉受损或由凸出组织的内翻（内
唇微小损伤持续数天可导致强烈的烧灼感，患者经常报告慢性局部炎症和

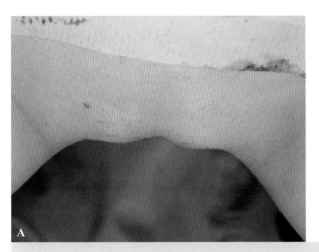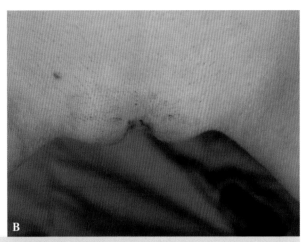

▲ 图 4-8　脂肪填充治疗大阴唇萎缩
A. 术前所见；B. 术后即刻所见（联合阴唇成形术）

注意：受影响的患者经常遭受严重的审美障碍，这对于外科医师获得全面的患者病史至关重要。

1. 病因

小阴唇肥大可归因于以下原因。

• 特发性。

• 先天性。

• 药物诱导（如来自雄激素、雌激素）。

• 与骨髓增生异常综合征相关。

• 外阴淋巴水肿。

• 由于皮炎。

• 产后或继发于分娩创伤。

• 继发于肿瘤手术。

• 创伤后。

• 肥胖症治疗后的患者（通常由于大阴唇体积减少引起的相对肥大）。

• 年龄相关（由于皮肤弹性丢失和阴阜脂肪堆积）。

• 由于大阴唇体积缩小（相对肥大）。

2. 分类

目前常用的分类系统主要关注小阴唇的大小，Franco[10] 所描述的分类（表 4-2）仅使用小阴唇的宽度（从阴唇基底部到阴唇边缘的距离），无任何其他临床指标。Chang 等 [3] 描述的分类更广泛（表 4-3），包括小阴唇和大阴唇、前连合（阴蒂包皮）和后连合的关系。

表 4-2　根据 Franco 等 [10] 对小阴唇肥大的分类

分　类	唇宽（cm）
1	＜ 2
2	2 ～ 4
3	4 ～ 6
4	＞ 6

表 4-3　根据 Chang 等 [3] 对小阴唇肥大的分类

分　级	严重程度	图　片
I	小阴唇可见，但未突出超过大阴唇	
II	小阴唇突出超过大阴唇，突出位于阴唇系带和后连合之间	

续 表

分　级	严重程度	图　片
Ⅲ	小阴唇突出超过大阴唇，突出位于阴唇系带和后连合之间，同时伴有阴蒂包皮肥大	
Ⅳ	小阴唇突出超过大阴唇，同时伴有阴蒂包皮肥大，阴唇肥大延伸至后连合	

然而，临床实践表明小阴唇的大小对治疗结果是次要的，根据阴蒂的性质及阴蒂顶端与尿道口之间的距离进行临床分类似乎更有用（表 4-4）。

表 4-4　**Von Lukowicz[20] 的临床分类**

分　类	严重程度
Ⅰ	阴蒂包皮无多余皮肤及任何程度的小阴唇肥大
Ⅱ	阴蒂包皮存在多余皮肤，任何程度的小阴唇肥大，尿道与阴蒂顶端的距离≤1.5cm 或阴蒂位置过低
Ⅲ	阴蒂包皮存在多余皮肤，任何程度的小阴唇肥大，尿道与阴蒂顶端的距离＞1.5cm，阴蒂系带突出，阴蒂突出或活动性强

3. 手术方法的选择

阴唇成形术最初被描述为阴唇边缘的线性切除术，随后是对各种手术方法的大量描述，这些技术的共同之处在于，它们都特别适合治疗小阴唇的单独肥大。长期以来，阴蒂包皮肥大的并存一直没有被考虑到，这些技术都不能用来充分矫正阴蒂包皮肥大。根据 Franco[10] 和 Chang 等 [3] 的分类显示，尽管小阴唇和阴蒂对术后结果很重要，但直到最近很少有人考虑将它们作为一个完整的美学整体。

相比之下，临床分类（表 4-4）将小阴唇和阴蒂包皮视为一个美学整体，推导出算法和治疗指南的基础。小阴唇肥大从分类和治疗方案分为 3 种，从以前的文献中描述的许多技术，已证实为手术原则 [35-43]

根据此分类方法，手术治疗的选择首先是基于对阴蒂包皮的观察。如果阴蒂没有多余的皮肤（Ⅰ型），则单独的小阴唇缩小就足够了。然而，如果阴蒂有多余皮肤，那么应该考虑阴蒂顶端和尿道之间的距离，如果该距离相对较短（≤ 1.5cm）（Ⅱ型），则无须矫正。但是，外侧阴蒂包皮会稍微变窄。然而，在大多数情况下，阴蒂包皮肥大也是存在的，阴蒂顶端与尿道之间的距离为 2～5cm（Ⅲ型），这时应用一种手术技术，可以同时用来矫正阴蒂突出。因此，在大量的手术方法中，其中一些已有很长的历史，3 种手术方法已经被证明是有效的，几乎每个病例都能达到预期的效果。

在一些罕见的病例中，阴蒂包皮在垂直方向上异常增大，但阴蒂顶端与尿道之间的距离太短，无法矫正。在这种情况下，阴蒂包皮被缩短（见后述，"阴蒂缩小术"）。

4. 阴唇成形术的手术原则

大多数选择阴唇矫正的患者同时存在小阴唇和阴蒂帽的肥大（Chang 等认为是Ⅲ级，Von Lukowicz 认为是Ⅱ型）。无论采用何种手术技术，术后都必须保证小阴唇的神经血管供应及阴道入口和尿道的覆盖完整，即使切口完全愈合。

因此，切除后小阴唇宽度至少为 0.8～1cm。此外，为了避免粘连瘢痕形成，根据 Chang 等 [3] 的观点，后连合仅应包括在Ⅳ级肥大的切除范围内。

组织切除可用手术刀、单极电烧针（高频手术）或 Nd:YAG 激光（10W）进行，与手术刀切除相比，电烧针和 Nd:YAG 激光具有失血量少的优点。这些技术的另一个优点是切口可以做得更精确。皮肤缝合建议使用 USP 5-0 线或 6-0 可吸收单丝线缝合。连续缝合比间断缝合更可取，因为它不太可能导致压迫性坏死，也避免了阴唇边缘典型的锯齿状外观。

5. 术前标记

小阴唇形状和大小的变化决定了切除组织数量和形状的相应变化，最好在注射局麻药前进行所有的术前标记。为此，首先将小阴唇均匀伸展，大阴唇与小阴唇之间的皱襞是一个标志，内侧切口线从这一点开始标记。内侧的和外侧的标记线应重叠，否则会影响阴唇缘对齐。解剖钳可以方便地将标记从外侧转移到内侧，在同一水平上一只钳爪放在小阴唇外侧，另一只钳爪放在小阴唇内侧。通过改变牵拉小阴唇的方向，向前、向后和中间拉伸小阴唇，手术医师评估切口线的水平和对称性，并画出任何必要的附加线。在实施局部麻醉后，用手术钳夹住小阴唇以便于术中操作。

6. 麻醉

几乎所有的病例都可在局部麻醉下行阴唇成形术，先使用含有局部麻醉药的药膏进行局部麻醉，可明显减轻注射局部麻醉药时的疼痛。在抗生素消毒和精确标记切口线后，用 2% 利多卡因和 1∶100 000 的肾上腺素的麻醉药浸润该部位，不使用神经阻滞，而采用区域阻滞麻醉来创建一个几乎不出血的区域（图 4-9A、B）。

7. 手术方法

(1) 小阴唇肥大的治疗（Chang Ⅱ级 /Von Lukowicz Ⅰ型）

① 线性切除术

➤ **适应证**：Chang Ⅱ级 / Von Lukowicz Ⅰ型肥大（定义为单纯的小阴唇肥大，在阴蒂包皮区域

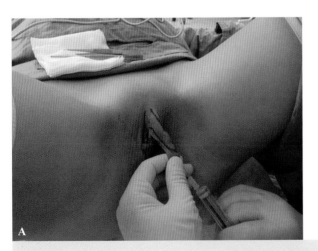
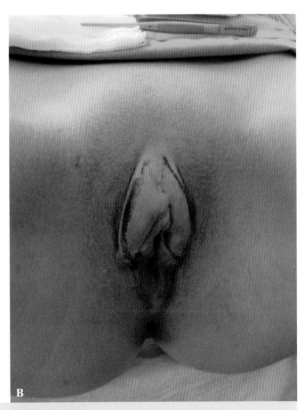

▲ 图 4-9　在阴蒂包皮区局部麻醉
A. 注入麻药；B. 注射后，画出蝴蝶状的切口设计

无多余组织）的首选方法（图4-19）。

➤ **优势**：操作简单，并发症少。

➤ **缺点**：仅适用于单纯的小阴唇肥大；不适合阴蒂包皮过多的组织；不能改变阴唇的长度；切口边缘长期暴露，可能丢失生理轮廓和颜色；由于存在切除边缘的瘢痕或色素沉着问题，看起来不自然；阴唇系带区域的超敏反应或低敏感性。

➤ **原则**：此技术用于外形修整。通过去除阴唇通常色素较深和不规则的外边缘，实现更均匀的形状和更浅的颜色。

➤ **步骤**：标记从侧面和中间绘制，保持到褶皱的最小距离为1~1.5cm，展开和拉伸阴唇后，做一个稍微弯曲或S形的切口，使术后唇宽为1~2cm。切口从阴蒂水平开始，位于小阴唇包皮的顶端，分别沿小阴唇内侧或外侧向后延伸。切除多余的组织以保留后连合。除去多余组织后，首先用一些单根埋入式缝合线闭合伤口，缝合线采用USP 4-0或5-0可吸收编织缝合线材料，以闭合真皮和皮下组织。伤口边缘可以通过使用USP 5-0可吸收单丝缝合线行连续皮下（皮内）缝合，进行最佳调整（图4-10，图4-11）。

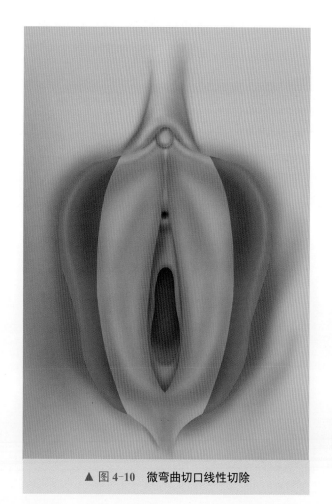

▲ **图4-10　微弯曲切口线性切除**

警示：应注意确保伤口边缘吻合良好，尤其是在阴蒂包皮区域。如果在阴蒂包皮肥大的情况下仍使用该术式，则术后会出现外观不自然，肥厚的阴蒂包皮类似小阴茎样。

② **楔形切除术**：线性切除的替代术式可选择楔形切除，但临床研究表明，线性切除术的术后并发症发生率最低。尽管如此，在某些特定的病例中，楔形切除也能取得良好的效果。

➤ **适应证**：Chang Ⅱ级/Von Lukowicz Ⅰ型肥大。

➤ **原理**：楔形切除术在允许改变阴唇的长度和宽度的同时，保留了外部边缘及其神经血管的供应。

➤ **步骤**：当单纯性小阴唇肥大发生在阴道

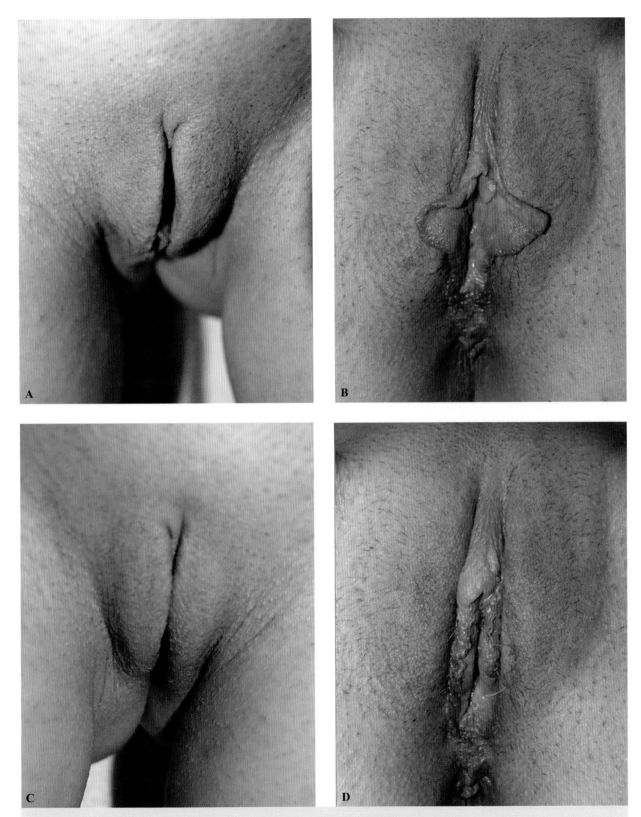

▲ 图 4-11　小阴唇 I 型肥大

A. 术前患者站立位所见；B. 术前患者仰卧位所见；C. 术后患者站立位所见；D. 患者仰卧位的术后表现

口周围中间 1/3 处时，中央楔形切除术通常是一种合适的治疗方法。尿道外口是 V 形切除尖端的标志，可以通过改变方法来降低出现瘢痕或阴道口张力过大的风险，插入 90° Z 成形术，即通过将 V 形切除图形的两个线性切口替换为一个相反方向的 Z 形切口线（图 4-12）。

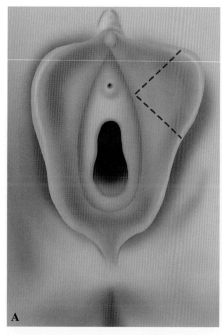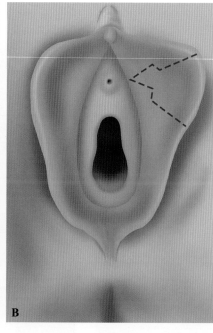

◀ 图 4-12　治疗单纯小阴唇肥大的中央楔形切除
A. 中央楔形切除；B. 中央楔形切除联合中间 Z 成形术

➤ **优点**：保留了自然边缘及其色素沉着，几乎看不见瘢痕。阴唇长度很容易校正，可以切除组织而不会在阴唇边缘产生瘢痕。

➤ **缺点及并发症**：此术式仅能适度改变小阴唇宽度；会使小阴唇前部敏感性丧失；在阴唇的前部和后部之间产生高度对比的色素过渡；阴道口变窄；术后血液灌注不良导致皮瓣坏死；坐位时出现的术后问题可持续 2 周；瘢痕在性交时会引起疼痛。

③ 后楔形切除术：如果多余的组织在阴唇后 1/3 处或者希望阴唇缘能有更大的提升效果，则建议进行后楔形切除术。但是，如果阴唇的后 1/3 发育不完全并且多余的组织主要位于前 1/3 和中 1/3，则该技术尤其适用。在这种情况下，后楔形切除术之后，可以在阴唇后部形成伤口床，并且将组织固定在该区域中，从而使阴唇等宽。从阴唇内侧的后连合处开始，平行与阴唇基底部约 1cm 处，在尿道口和阴道口之间画出一条切除线。从此处开始，根据计划要切除的组织数量，以 90° 朝向阴唇边缘延伸。注意带蒂前唇瓣的基底宽度长度比不得超过 1：3，否则会导致伤口愈合不良。在标记的组织切除后，将阴唇前部缝合在缺损处，形成新的小阴唇边缘。

➤ **优点**：特别适合于小阴唇长而松弛，瘢痕几乎看不见。

➢**缺点及并发症**：伤口的后边缘靠近阴道入口，可能会出现症状，尤其是出现瘢痕的时候。阴道后部腺体出口导管的部分缺失会导致阴道润滑功能受损（图 4-13，图 4-14）。

④ 双楔形切除术（星状切除术）：如果单纯的 V 形切除不能充分缩小唇宽，建议行进行双楔形切除或星形切除，通过补充一个向前或向后的额外的 V 形切除来减小唇宽。排列角度由各自过量的组织量决定，该术式在不增加切除角度的情况下减小了阴唇的宽度，从而达到缩短阴唇目的（图 4-15）。

➢**优点**：在不改变楔形切除的切除角度的情况下，唇宽更容易矫正，同时唇长也更容易矫正。保留阴唇自然边缘和色素沉着，且瘢痕几乎看不见。

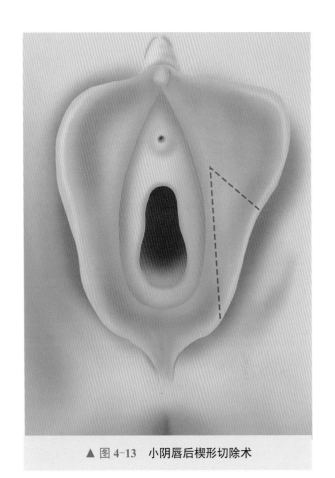

▲ 图 4-13 小阴唇后楔形切除术

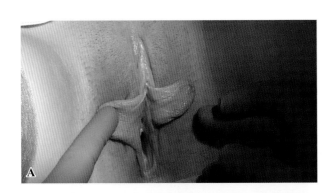

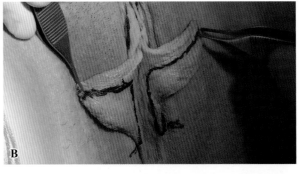

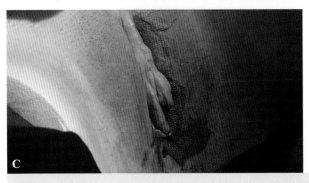

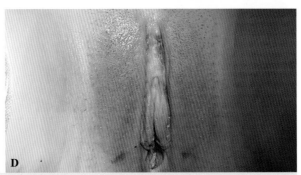

▲ 图 4-14 小阴唇后楔形切除

A. 术前楔形切除的理想指征；B. 术前标记小阴唇内表面切口线；C. 楔形切除后前皮瓣向后固定所见；D. 术后即刻所见

➢**缺点及并发症**：会产生很长的伤口切缘术后伤口愈合不良和感觉障碍的风险增加。

⑤**联合术式**：在系带较大、较突出的情况下，将线性切除与前楔形切除相结合是有益的。

以线性切除联合前楔形切除术为例，简单介绍如下。

➢**适应证**：Chang Ⅱ级/Von Lukowicz Ⅰ型肥大，伴有小阴唇单纯性肥大，特别是系带突出且无过多的包皮组织。

➢**优点**：阴唇系带上无创面，可以去除色素沉着，去除前段延伸以减少阴蒂包皮过长。切口可以延伸到阴道口，以减少阴蒂下方的组织。

➢**缺点及并发症**：手术会在阴唇上留下瘢痕，生理色素沉着消失。因为会破坏伤口愈合或使皮瓣坏死，可能会导致阴唇的过敏和低敏感性。

➢**步骤**：术式包括对小阴唇后部进行线性切除，切口的前部在阴唇系带下方成楔形。系带被完整地保存下来，并以三尖瓣的形式置于阴唇内（图 4-16）。

在用局部麻醉药浸润部位之前做好标记，计划好缩小阴唇的长度，从阴部裂口内侧 1～2mm 处的阴唇系带和阴蒂交界处的外侧开始切除。然后，将其后移至与裂口平行约 0.5cm 的位置，在

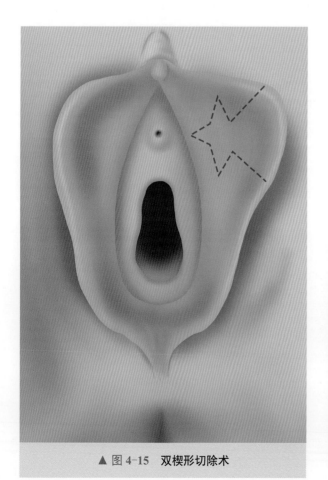

▲ 图 4-15　双楔形切除术

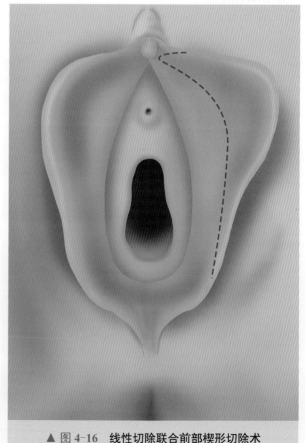

▲ 图 4-16　线性切除联合前部楔形切除术

唇瓣最大偏移的位置，向后旋转并沿弧线延伸，留下至少 1cm 的唇长。为了切除完整的楔形，切口从前向下方，产生一个阴唇系带皮瓣，保留了阴唇系带的全部长度。

阴唇内侧切除以相同的方式进行，去除多余的组织后，皮瓣的边缘深度透明。在阴唇系带皮瓣上轻微施加压力，使其固定在新形成的唇瓣上，在唇瓣上行皮内缝合（用 6-0 缝线或 5-0 可吸收线），以确保组织充分贴合。切口分两层连续缝合，且建议将阴唇腺和阴蒂包皮深、浅层两层缝合的线结移至皮外位置，而不是将线结埋在组织中（图 4-16）。

(2) 小阴唇肥大的治疗（Chang Ⅲ级 /Von Lukowicz Ⅱ型肥大）

① 线性和前楔形切除合并阴蒂包皮缩减术

➤**适应证**：小阴唇及阴蒂包皮肥大（Chang Ⅲ级），尿道与阴蒂间距离≤ 1.5cm（Von Lukowicz Ⅱ型）。

➤**优点**：小阴唇和阴蒂包皮肥大可以同时矫正。

➤**缺点**：如果阴蒂尖端与尿道之间的距离太大，效果会很差。

➤**原理**：该术式包括上述术式中的小阴唇的线性切除，此外还包括阴蒂包皮减少。垂直椭圆形切除在末端逐渐变细，只会导致单纯的横向缩短，没有发生阴蒂包皮的垂直缩短。

➤**步骤**：在局部麻醉之前做好标记，接着计划缩短整个阴唇的长度。从阴蒂帽包皮连接处的外侧开始切除，切除小阴唇多余的组织后，再切除阴蒂包皮多余的组织。确保唇宽保持在 1～2cm，以保持小阴唇与大阴唇之间的自然凹陷。此外，至少有 4～5mm 包皮保留在阴蒂轴上的中线上，且保留解剖结构分为 3 部分和阴蒂包皮的自然形状，这也使供应阴蒂的感觉神经纤维得以保留。阴蒂包皮多余的皮肤与阴蒂顶端下方的小阴唇相接，因此，一直切除到小阴唇的新边缘。这个手术在小阴唇的侧面创造了上、下两个角，每个角都必须仔细对接。除去多余的组织后，首先用 USP 4-0 或 5-0 可吸收缝合线单线缝合真皮层和皮下组织，建议使用 USP 5-0 可吸收缝合单线行皮下（皮内）缝合（图 4-20 至图 4-22）。

② 后楔形扩大切除术：阴唇内侧的标记与后楔形切除术相同，但是，外侧三角形切除的尖端要延伸到阴蒂包皮以便切除此处多余的组织（图 4-23）。

➤**优点、缺点及并发症**：见后楔形切除术。

③ 去表皮缩小术：此方法可用于小阴唇多余组织量很少的罕见病例，采用去表皮缩小术是足够的。

➤**适应证**：小阴唇轻度肥大，阴蒂周围无多余的组织。

➤**优点**：阴唇边缘及色素得以保留。

➤**缺点及并发症**：此术式只能在小阴唇宽度上有小的改变，没有修正阴唇长度和厚度。瘢痕可能会增厚。

➤**原理**：这项技术保留了为阴唇提供神经血管供应。由于表皮切除面积有限，在逼近表皮边缘时必须避免真皮内倾。因此，该技术仅适用于较窄范围的应用。

➤**步骤**：在小阴唇中间部分到阴蒂包皮之间垂直区域的做标记，局部浸润麻醉后去除表皮。然后将表皮切缘缝合，小阴唇边缘保持完整（图4-17，图4-18）。

(3) 小阴唇肥大（Von Lukowicz Ⅲ型）的治疗
① 小阴唇线性切除联合前部楔形切除、阴蒂和阴蒂包皮成形术

➤**适应证**：如果阴蒂和尿道之间的距离大于1.5cm，则使用上述术式会导致阴蒂下方的组织受压。但是，如果需要矫正阴蒂的活动性或者患者希望阴蒂有更大的束缚，将阴蒂稍微向前移，以提高阴蒂在性交时的兴奋性，建议行线性联合前部楔形切除和阴蒂前移。

➤**优点**：可以同时矫正小阴唇和阴蒂包皮肥大。阴蒂可以前移，阴蒂轴和阴蒂本身可以保持稳定。

➤**缺点及并发症**：手术会在阴唇和阴道口留下瘢痕，生理色素消失。由于润滑功能受损、创面愈合不良或皮瓣坏死导致超敏反应和敏感性降低。

➤**原理**[37, 39]：该术式可在阴蒂轴极易移动和阴蒂显著突出的情况下使用。非常重要的是术后保持阴蒂顶端与尿道口之间至少1.5cm的距离，以避免尿道区域的瘢痕和狭窄。

➤**步骤**：首先，做一条术前标记线，大阴唇和小阴唇之间整个褶皱的长度。然后在其内侧1~2mm做一条平行线，从阴蒂头的上缘一直延伸到阴蒂的顶端。然后将小阴唇拉向对侧，新阴唇的最高点上升30°。这个点到小阴唇基底部的距离应该在1.5cm左右，标记线平缓斜向下延伸，与原来的阴唇融合（图4-24

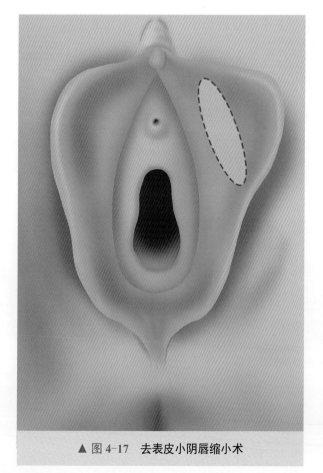

▲ 图4-17　去表皮小阴唇缩小术

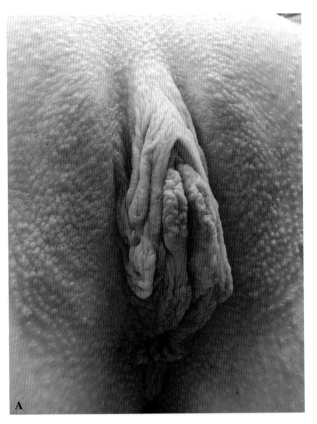
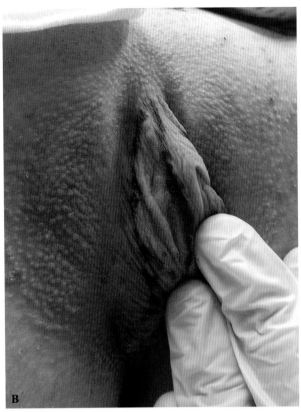
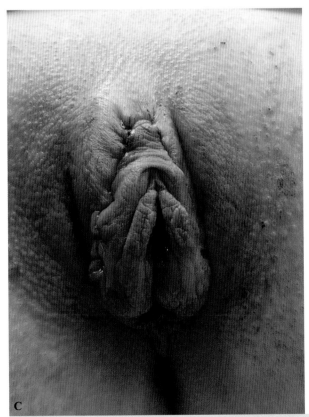
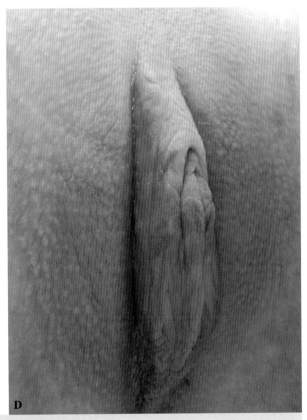

▲ 图 4-18 去表皮小阴唇缩小术

A. 术前所见；B. 术前的标记；C. 小阴唇和阴蒂帽去表皮缩小术后即刻所见；D. 术后所见

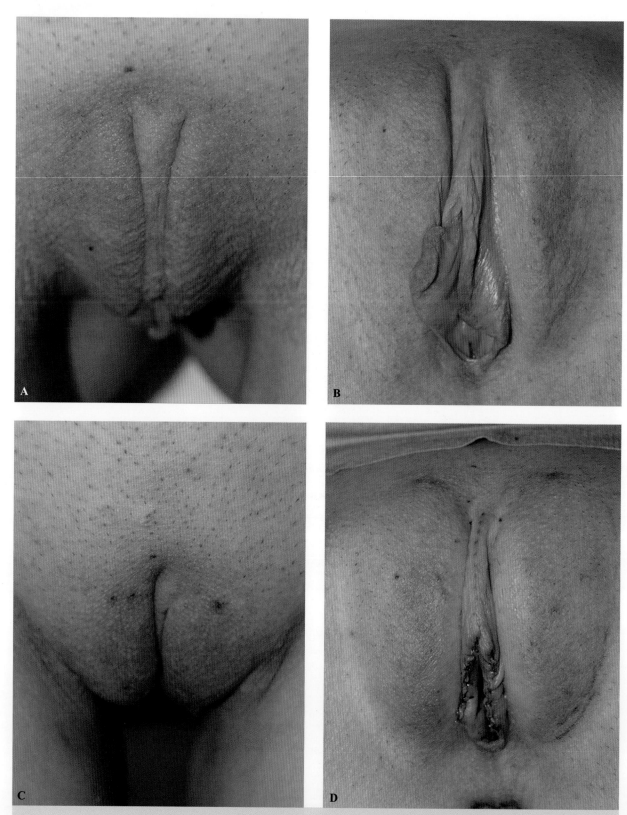

▲ 图 4-19　小阴唇肥大（Von Lukowicz Ⅰ型）线性切除术前后的变化

A. 术前患者站立时所见；B. 术前患者仰卧位；C. 术后患者站立的情况；D. 患者仰卧位的术后表现

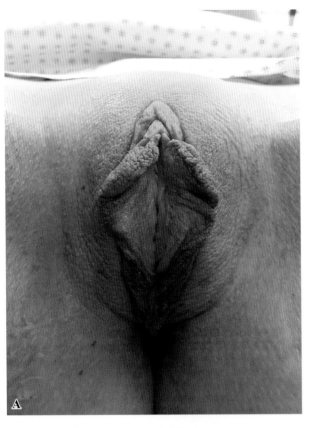
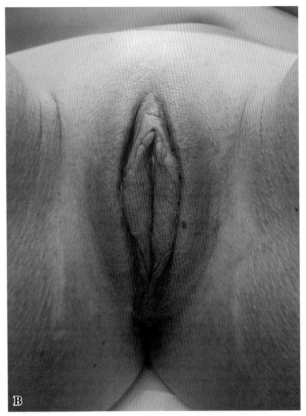
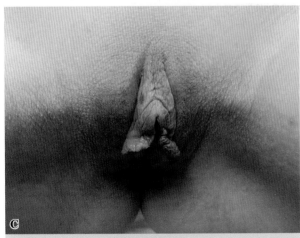
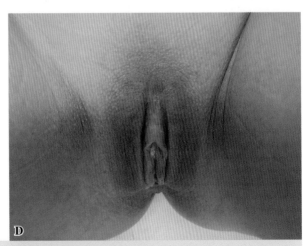

▲ 图 4-20 阴蒂帽和小阴唇肥大（Von Lukowicz Ⅱ型）行线性和前部楔形切除和阴蒂帽成形术术前和术后的变化

A 和 C. 患者仰卧位，手术前；B 和 D. 患者仰卧位，术后表现

至图 4-26）。

如果在后连合处有大量多余的皮肤，应该用同样的方法去除。注意，需要特别小心，因为该区域的瘢痕有挛缩的趋势，可能会导致日后的性交困难，所以，建议留出至少 5mm。

现将小阴唇向外侧拉，在阴蒂头上端的内侧做标记，在阴蒂的中线上留下一个 4～5mm 宽的包皮，做弧形标记，指向阴蒂顶端。从这里画一个皮瓣，皮瓣的内侧缘位于小阴唇的内侧，在阴

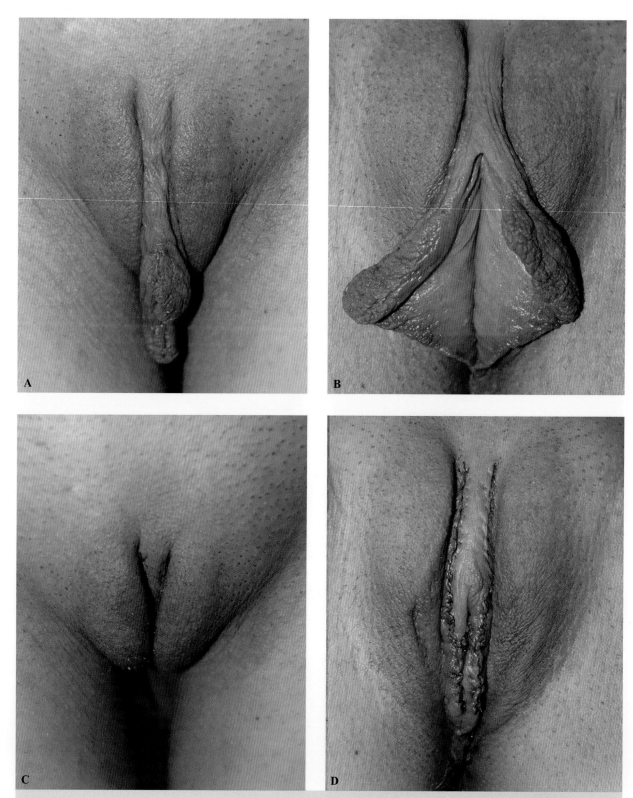

▲ 图 4-21　阴蒂帽和小阴唇肥大（Von Lukowicz Ⅲ型）线性切除联合楔形切除及阴蒂推进和阴蒂帽成形术
A. 术前患者站立所见；B. 术前患者仰卧位；C. 术后患者站立的情况；D. 患者仰卧位的术后表现

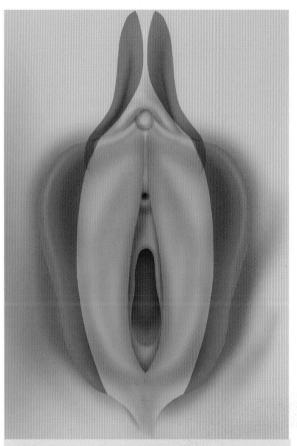

▲ 图 4-22 小阴唇前楔形切除加阴蒂帽成形术的线性切除

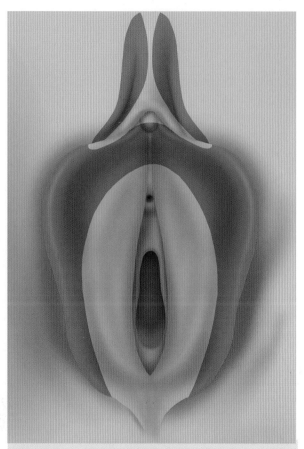

▲ 图 4-24 线性和前部楔形切除 + 阴蒂推进 + 阴蒂帽成形术

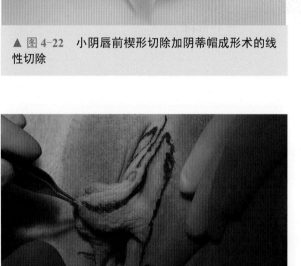

▲ 图 4-23 扩展后楔形切除

术前小阴唇外侧的标记，其尖端延伸至阴蒂帽

蒂顶端下方约 4mm 处结束，并与对侧融合，然后画对侧。

然后从后面继续标记，保持到阴唇基底部的最小距离，在阴蒂顶端下方标出的连接线的

交界为即要切除的组织条带的宽度。根据外阴的情况和多余组织的量，阴唇上皮切除的组织条带的宽度可达 3cm。但是，应注意术后保持阴蒂顶端与尿道口之间的最小距离。

然后根据标记进行切除，在阴蒂与小阴唇的末端用剪刀解剖制备反转皮瓣（图 4-27），末端的延伸部分用缝线皮下缝合（5-0 缝线或 5-0 可吸收缝线），防止皮瓣撕裂，用简单的埋线缝合切口的内侧和横向部分。解剖形成一个小口袋有助于将缝线更深地埋在皮下组织中，以防压迫性坏死（图 4-28）。同时可更好地使创缘相互靠近，使黏膜无张力闭合，建议用如

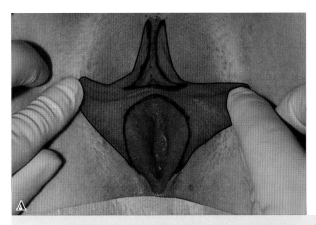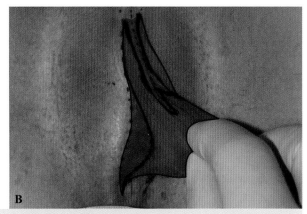

▲ 图 4-25　线性和前部楔形切除＋阴蒂推进＋阴蒂帽成形术；术前的标记。红色表示切除的组织
A. 冠状视图；B. 斜侧视图

5-0 快速可吸收缝线等材料连续缝合，采用外科结缝合伤口。

②扩大后楔形切除术联合阴蒂推进术：阴唇外侧的标记与扩大后楔形切除术一样（见该章节）。在这，两个切除的三角形的组织尖端在阴蒂尖端下 4mm 处汇聚。切除的阴唇表皮条带的宽度取决于阴唇表面皮肤和多余组织的量，在切除多余组织后应保证阴蒂头与尿道口间的最小距离（图 4-29）。

> **优点**：见后楔形切除术。

> **缺点和并发症**：见后楔形切除术。

8. 术后护理

阴唇手术后，建议患者禁性生活 6 周，避免运动等机械压力。拆除连续单线缝合的皮外线结，阴唇和阴蒂包皮之间的缝合线在术后 1 周或 10 天拆除，阴道口到阴蒂之间的缝合线在术后 2 周拆除。不需要局部使用或口服抗生素进行预防性治疗。舒缓药膏可为患者减少伤口愈合期的不适。使用含有雌激素的软膏有助于患者伤口愈合，特别是对于 45 岁以上的患者。术后第一天即可清洗。在术后 2 周之内，患者只能使用清洁水，不能使用任何洁面洗液清洗外阴区域。对于术后疼痛，建议在术后第一天联合使用非甾体抗炎药和安乃近，阿片类镇痛药（如曲马多）在合适的病例中使用。术后第二天开始，外阴区域的疼痛通常会非常微弱。术后患者必须立即采取仰卧位，轻微压迫外阴区域，如交叉双腿。手术部位的降温不是绝对必要的。

9. 并发症和并发症的处理

经过精心计划和规范操作的阴蒂缩小术和阴唇成形术，术后并发症通常可以很容易地处理。医学相关术后并发症包括以下几种情况。

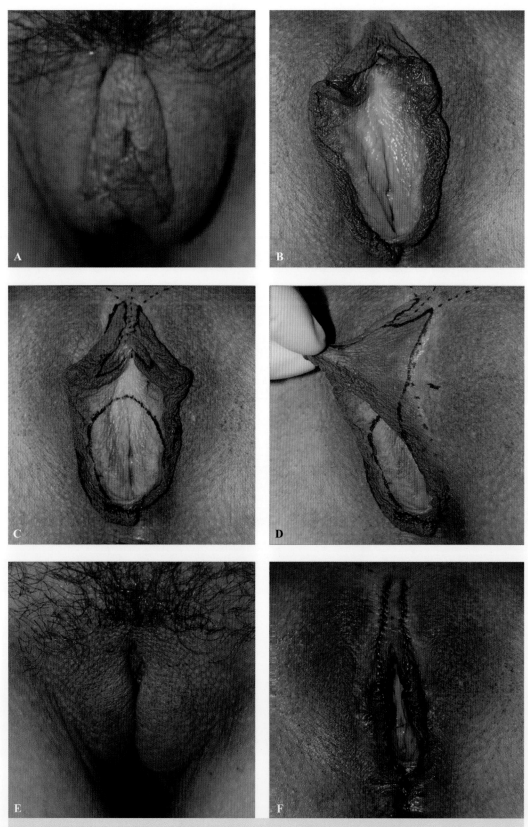

▲ 图 4-26　线性和前部楔形切除＋阴蒂推进＋阴蒂帽成形术

A. 患者站立时的术前表现；B. 术前患者仰卧位；C. 标记的冠状面画线；D. 标记的斜侧位画线；E. 术后患者站立的情况；F. 术后患者仰卧位的表现

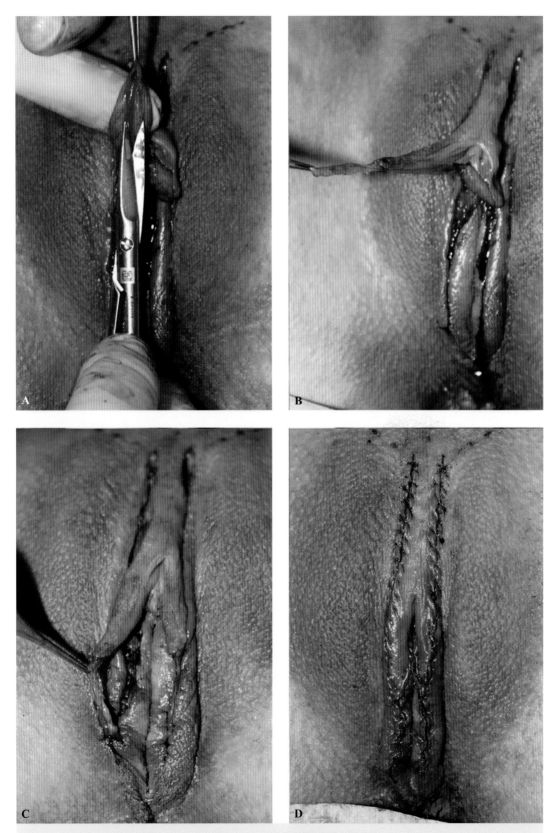

▲ 图 4-27　阴蒂包皮反转皮瓣

A. 在小阴唇交界处的阴蒂包皮处制备一个反向皮瓣；B. 解剖；C. 将皮瓣固定于新形成的小阴唇，以增加稳定性，减少撕脱的危险；D. 术后发现

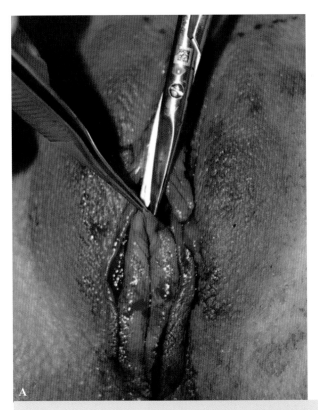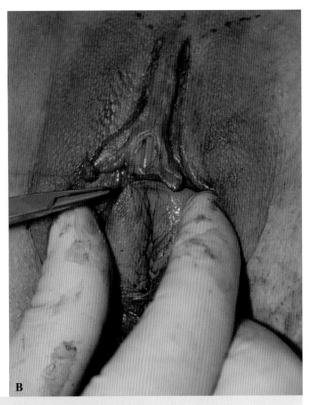

▲ 图 4-28　解剖皮下小口袋，将结埋在皮下袋中，使伤口内侧的黏膜处于无张力状态对合

A. 解剖；B. 皮下缝合后

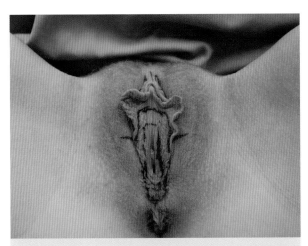

▲ 图 4-29　扩大后楔形切除联合阴蒂推进术阴唇内侧的术前标记

- 严重的肿胀。
- 术后出血。
- 血肿。

- 伤口愈合不良（裂开和伤口延迟愈合）（图 4-30）。

- 局部感染（如真菌感染）。

- 异物肉芽肿。

- 神经瘤。

- 有症状的瘢痕。

- 肥厚性皮脂腺。

如果术者在手术过程中仔细止血，并且患者术后遵守正确的行为准则，比如手术当天避免运动，保持仰卧位，许多并发症是可以避免的。尽管如此，在 3～4 天后血肿还是会发生，会使该区域的疼痛敏感性增加。在这种情况下，应考虑手术切除血肿。通常，考虑到疼痛

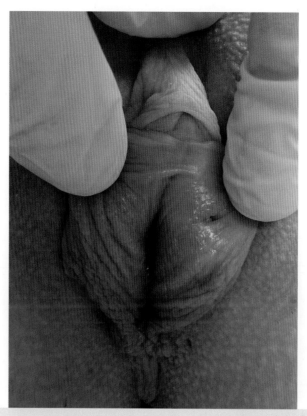

▲ 图 4-30   楔形切除术后创面愈合不良

程度，只能在短暂的全身麻醉下进行。血肿清除后的伤口采用 1 期缝合，以确保伤口最佳愈合。

注意：感染是非常罕见的，几乎只发生在抗生素治疗后的真菌感染。局部使用抗真菌药是控制感染的有效方法。

---

(1) 肿胀：阴唇成形术后肿胀是正常的。然而，它可以表现出怪异的形式，有效迫使患者几天甚至几周穿着宽松的衣服。消肿的药物在这里通常没什么用，腹股沟淋巴结区域引流可改善局部淋巴引流。

(2) 伤口愈合不良：通常发生于表面，通过 2 次治疗后伤口愈合良好。这种并发症通常发生在阴唇系带、后连合处和阴蒂下切除区域。治疗初期是保守治疗，清洁伤口，使用含雌激素的制剂和促进愈合的消毒剂软膏，可促进伤口愈合。2 期治疗包括瘢痕矫正。

(3) 瘢痕疼痛：非常罕见，主要发生在术后 3 个月。当疼痛持续时间较长时，通常位于小阴唇的中央。瘢痕脱敏按摩通常是有帮助的，局部麻醉可以加强这一方法的疗效。

(4) 肉芽肿：其发生是由于单线缝合处的线结埋在组织中，不能被适时地代谢掉。在这种情况下，切除肉芽肿通常可缓解。

(5) 肥厚性皮脂腺：多继发于阴蒂成形术，因为许多皮脂腺位于唇间沟。仔细切除切口边缘的皮脂腺，可以最大限度地减少这个问题。如果皮脂腺仍然位于可能成为瘢痕的地方，且腺体出口被堵塞，可能会导致局部肥大和炎症。精准切除皮脂腺是此时的治疗选择。

(6) 美学相关的术后并发症：包括阴唇不对称和唇间沟及阴唇因矫形过度而消失。精心的术前规划将术后不对称的风险降到最低，然而，如果不对称仍然存在，可以通过对侧的平衡切除来消除。

注意：若阴唇间沟或小阴唇因矫形过度而消失，可用局部皮瓣重建。

（三）阴蒂缩小术

> **同义词**：阴蒂成形术，减少多余的阴蒂包皮。

单纯的阴蒂（阴蒂包皮）肥大极为罕见，它通常伴随着小阴唇肥大，并且与功能或美学障碍有关。肥大阴蒂完全覆盖阴蒂头的患者经常会报告说有减弱性模拟。经常有做过阴唇成形术的患者会抱怨阴蒂的继发性相对肥大或肥大未得到治疗。因此，在考虑行阴唇成形术时，外科医师应该评估是否还需要进一步缩小阴蒂。

1. 适应证

单纯的阴蒂肥大或阴唇成形术后残留的阴蒂肥大或未治疗的阴蒂肥大（图 4-31）。

2. 阴蒂肥大的分类和合适的手术方法（保留阴唇皱襞的阴蒂缩小术）

阴蒂肥大可被描述为水平方向、垂直方向或双向的皮肤过度增生，不同的增生模式可以采用不同的手术方式（表 4-5）。

(1) 水平肥大的阴蒂缩小手术方法：在阴蒂水平肥大的时候，通过外科钳沿纵轴做双侧夹持试验，确定要切除的组织的量。接着，在每一边按照纵向的梭形切除多余组织，然后缝合切口边缘（图 4-32）。

(2) 垂直肥大的阴蒂缩小手术方法：在罕见的单纯阴蒂垂直肥大的病例中，为了保留阴蒂褶皱，必须在阴蒂上方三角形区域做一个倒 V 形或 U 形的切口线。然后，在没有张力的情况下，对切口边缘进行缝合。值得注意的是，阴蒂横向的瘢痕更明显，通常与伤口愈合不良有关。因此，应该运用严格的临床标准来确定是否有垂直阴蒂缩小的手术指征（图 4-33）。

表 4-5　阴蒂肥大的分类及治疗方法

分　类	严重性	技　术	图　片
I	水平肥大	垂直切除术：双侧梭形切除术	
II	垂直肥大	水平切除术：倒 V 形或 U 形切除术	
III	双向肥大	双向切除术：H 成形术（蝴蝶状成形术）或 Y-V 成形术	

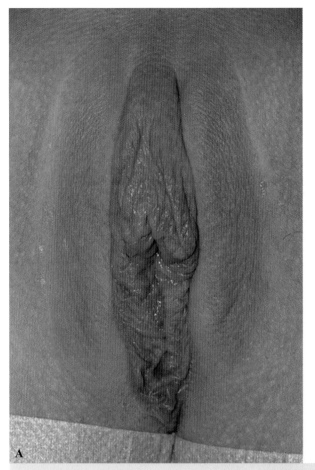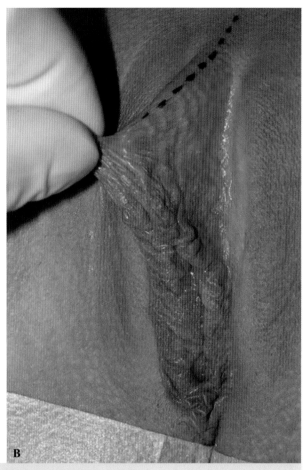

▲ 图 4-31　阴唇成形术后未治疗的阴蒂肥大
A. 冠状视图；B. 斜侧视图

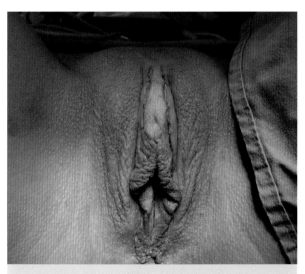

▲ 图 4-32　水平肥大（阴蒂包皮肥大 Ⅰ 级）
双侧梭状组织切除，减少阴蒂包皮。这是切除随后的伤口边缘初步对合

警示：理所应当避免包括褶皱在内的全层楔形切除。

（3）双向肥大：当阴蒂垂直肥大和水平肥大同时存在时，可行 H（蝴蝶状成形术）或 Y-V 成形术（图 4-34，图 4-35）。在 H 成形术中，就同如双侧切除那样，先在两侧分别做梭形切除，第三步横向切除把它们连接起来，这座桥的宽度取决于需要垂直缩小的程度，在 0.5～1.5cm。在 Y-V 成形术中，切除阴蒂包皮两边多余的皮肤，在中间留下了一个包皮桥，

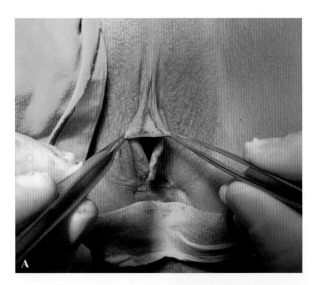
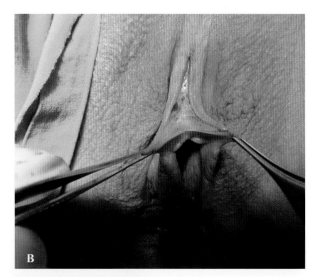
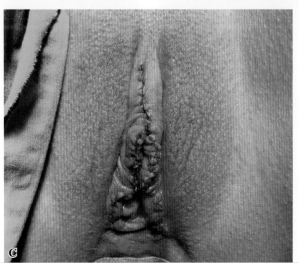

▲ 图 4-33 垂直向肥大（阴蒂帽肥大Ⅱ级）

A. 术前发现和标记；B. 切除后术中表现；C. 皮肤缝合和阴唇成形术后的结果

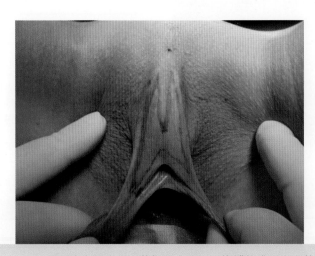

▲ 图 4-34 双侧方向肥大（阴蒂帽肥大Ⅲ级）蝴蝶状成形术术前设计

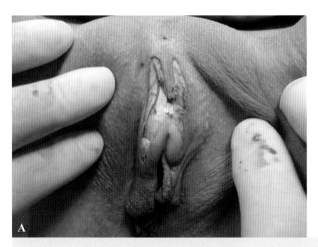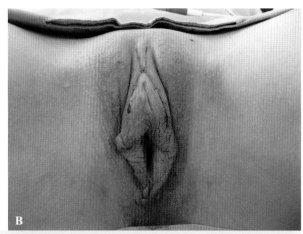

▲ 图 4-35 **H 成形术**
A. 切除后术中表现；B. 皮肤缝合后的所见

然后缝合翼状下端切口。

拓展阅读

[1] Alter GJ. Aesthetic labia minora and clitoral hood reduction using extended central wedge resection. Plast Reconstr Surg. 2008; 122(6):1780–1789

[2] Capraro VJ. Congenital anomalies. Clin Obstet Gynecol. 1971; 14(4):988–1012

[3] Chang P, Salisbury MA, Narsete T, Buckspan R, Derrick D, Ersek RA. Vaginal labiaplasty: defense of the simple "clip and snip" and a new classification system. Aesthetic Plast Surg. 2013; 37(5):887–891

[4] Choi HY, Kim KT. A new method for aesthetic reduction of labia minora (the deepithelialized reduction of labioplasty). Plast Reconstr Surg. 2000; 105(1):419–422

[5] Cihantimur B, Herold C. Genital beautification: a concept that offers more than reduction of the labia minora. Aesthetic Plast Surg. 2013;37(6):1128–1133

[6] Di Saia JP. An unusual staged labial rejuvenation. J Sex Med. 2008; 5(5):1263–1267

[7] Dobbeleir JM, Landuyt KV, Monstrey SJ. Aesthetic surgery of the female genitalia. Semin Plast Surg. 2011; 25(2):130–141

[8] Ellsworth WA, Rizvi M, Lypka M, et al. Techniques for labia minora reduction: an algorithmic approach. Aesthetic Plast Surg. 2010; 34(1):105–110

[9] Felicio YdeA. Labial surgery. Aesthet Surg J. 2007; 27(3):322–328

[10] Franco T, Franco D. Hipertrofia de Ninfas. J Bras Ginecol. 1993; 103 (5):163–165

[11] Giraldo F, González C, de Haro F. Central wedge nymphectomy with a 90-degree Z-plasty for aesthetic reduction of the labia minora. Plast Reconstr Surg. 2004; 113(6):1820–1827

[12] Goodman MP, Bachmann G, Johnson C, et al. Is elective vulvar plastic surgery ever warranted, and what screening should be conducted preoperatively? J Sex Med. 2007; 4(2):269–276

[13] Goodman MP. Female genital cosmetic and plastic surgery: a review. J Sex Med. 2011; 8(6):1813–1825

[14] Gress S. Composite reduction labiaplasty. Aesthetic Plast Surg. 2013; 37(4):674–683

[15] Hamori CA. Postoperative clitoral hood deformity after labiaplasty. Aesthet Surg J. 2013; 33(7):1030–1036

[16] Hodgkinson DJ, Hait G. Aesthetic vaginal labioplasty. Plast Reconstr Surg. 1984; 74(3):414–416

[17] Kato K, Kondo A, Gotoh M, Tanaka J, Saitoh M, Namiki Y. Hypertrophy of labia minora in myelodysplastic women. Labioplasty to ease clean intermittent catheterization. Urology. 1988; 31(4):294–299

[18] Lapalorcia LM, Podda S, Campiglio G, Cordellini M. Labia majora labioplasty in HIV-related vaginal lipodystrophy: technique description and literature review. Aesthetic Plast Surg. 2013; 37(4):711–714

[19] Lloyd J, Crouch NS, Minto CL, Liao LM, Creighton SM. Female genital appearance: "normality" unfolds. BJOG. 2005; 112(5):643–646

[20] von Lukowicz D. Drei Techniken zur sicheren Verkleinerung der inneren Schamlippen. J Ästhet Chir. 2014; 7:220–227

[21] Maas SM, Hage JJ. Functional and aesthetic labia minora reduction. Plast Reconstr Surg. 2000; 105(4):1453–1456

[22] Marshall WA, Tanner JM. Variations in pattern of pubertal changes in girls. Arch Dis Child. 1969; 44(235):291–303

[23] Miklos JR, Moore RD. Labiaplasty of the labia minora: patients' indications for pursuing surgery. J Sex Med. 2008; 5(6):1492–1495

[24] Miklos JR, Moore RD. Postoperative cosmetic expectations for patients considering labiaplasty surgery: our experience with 550 patients. Surg Technol Int. 2011; 21:170–174

[25] Miklos JR, Moore RD. Simultaneous labia minora and majora reduction: a case report. J Minim Invasive Gynecol. 2011; 18(3):378–380

[26] Mirzabeigi MN, Moore JH, Jr, Mericli AF, et al. Current trends in vaginal labioplasty: a survey of plastic surgeons. Ann Plast Surg. 2012; 68(2):125–134

[27] Mottura AA. Labia majora hypertrophy. Aesthetic Plast Surg. 2009; 33(6):859–863

[28] Munhoz AM, Filassi JR, Ricci MD, et al. Aesthetic labia minora reduction with inferior wedge resection and superior pedicle flap reconstruction. Plast Reconstr Surg. 2006; 118(5):1237–1248

[29] Radman HM. Hypertrophy of the labia minora. Obstet Gynecol. 1976; 48(1) Suppl:78S–79S

[30] Salgado CJ, Tang JC, Desrosiers AE, III. Use of dermal fat graft for augmentation of the labia majora. J Plast Reconstr Aesthet Surg. 2012; 65(2):267–270

[31] Solanki NS, Tejero-Trujeque R, Stevens-King A, Malata CM. Aesthetic and functional reduction of the labia minora using the Maas and Hage technique. J Plast Reconstr Aesthet Surg. 2010; 63(7):1181–1185

[32] Tepper OM, Wulkan M, Matarasso A. Labioplasty: anatomy, etiology, and a new surgical approach. Aesthet Surg J. 2011; 31(5):511–518

[33] Triana L, Robledo AM. Refreshing labioplasty techniques for plastic surgeons. Aesthetic Plast Surg. 2012; 36(5):1078–1086

[34] Vogt PM, Herold C, Rennekampff HO. Autologous fat transplantation for labia majora reconstruction. Aesthetic Plast Surg. 2011; 35(5):913–915

[35] Gress S. Form- und funktionsverbessernde Eingriffe im weiblichen Genitalbereich. Ästhetische Chirurgie. Hrsg. Lemperle, von Heimburg XI–5 2011. Ecomed, Landsberg/Lech

[36] Gress S. Asthetische und funktionelle Korrekturen im weiblichen Genitalbereich. Gynakol Geburtshilfliche Rundsch. 2007; 47(1):23–32

[37] von Lukowicz, D. Ein einfacher Algorithmus für die richtige Technik zur Verkleinerung der inneren Schamlippen.

Magazin für Ästhetische Chirurgie 2013; S20–S26

[38] Pardo J, Solà V, Ricci P, Guilloff E. Laser labioplasty of labia minora. Int J Gynaecol Obstet. 2006; 93(1):38–43

[39] Rouzier R, Louis-Sylvestre C, Paniel BJ, Haddad B. Hypertrophy of labia minora: experience with 163 reductions. Am J Obstet Gynecol. 2000; 182(1 Pt 1):35–40

三、处女膜修补

通常基于社会和文化的背景患者有意愿在第一次性交后修补处女膜裂伤。在某些文化中，女性作为处女结婚被认为非常重要，这往往使她们承受巨大的社会压力。这种情况下的她们寻求治疗的动机是害怕被排斥。

（一）适应证

个人对修补破裂处女膜的渴望。

（二）手术方法

处女膜修补的最佳时机是在最近发生第一次性交后，处女膜或处女膜边缘仍可清晰探及。通常处女膜撕裂在 12 点钟或 7 点钟位置。不建议直接缝合，因为这样会使阴茎拔出时无阻力感。相反，必须创建足够大的伤口区域，以确保可靠的愈合。可通过纵向切开处女膜邻近撕裂的部分，然后将产生的黏膜瓣压在一起形成重叠的缝合来完成。采用 6-0 Vicryl 等快速可吸收缝合线将阴道内和阴道外处女膜边缘缝合三层。注意不要在缝线尾端施加过度张力，以防止缝线过紧而发生压迫性坏死。这项技术创造了一个足够大的伤口表面，以实现可靠的伤口愈合。同时，它避免在处女膜上造成一个脆弱的点，而导致再次撕裂（图 4-36）。

如果残留的处女膜组织不足，则可以从阴道壁黏膜获取皮瓣。一个推进皮瓣（图 2-1，图 4-37）或两个异位皮瓣从侧面旋转（图 2-4）可以使用。皮瓣的底部仍然保留开放。它和供瓣部位的缺损都会在几天之内再生。在缝合时，也要用 6-0 薇乔保持处女膜缘轻微的外翻，避免伤口边缘重叠。重建的处女膜应覆盖约 4/5 的阴道口，在处女膜上部（11 点钟至 1 点钟位置）留下一个小指大小的开口允许经血流出即可。

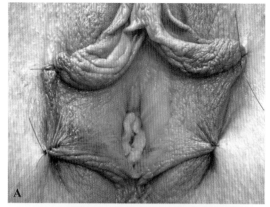
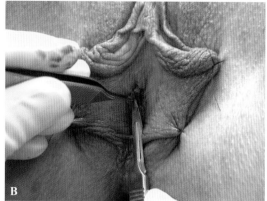
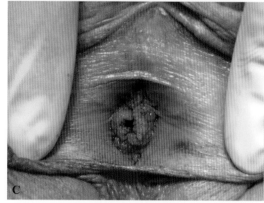

▲ 图 4-36　处女膜修补
A. 术中发现处女膜在 12 点钟和 7 点钟位置撕裂；
B. 裂口附近的处女膜边缘的纵向切口；C. 黏膜瓣缝合后的结果

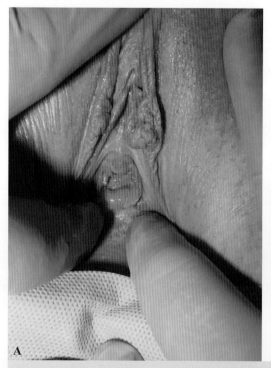
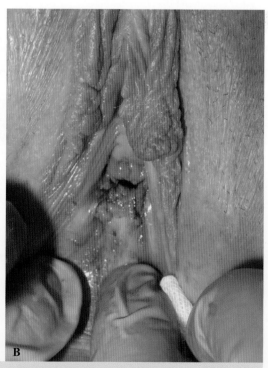

▲ 图 4-37　处女膜修补
A. 第一次性交后术中发现处女膜在 4～8 点钟位置有长的缺损；B. 来自阴道腔的推进皮瓣修复后的情况

四、会阴成形术

按照Chang等[1]对Ⅳ级小阴唇肥大的定义,是指过多的组织在后连合处延伸至会阴。在伤口边缘单纯的半圆形切除小冗余组织,不会使小阴唇明显缩小。此外,可能会因切缘产生水平方向的瘢痕束带,导致阴道口狭窄,出现性交疼痛甚至无法进行。

(一)适应证

依照 Chang 等[1]将小阴唇肥大分类Ⅳ型患者。

(二)手术方法

会阴成形术一般在小阴唇成形术之后实施。这样做的好处是很容易评估会阴后连合处应去除多少多余的组织。在组织上施加张力,然后切除以 V 形进行,并延伸至会阴和深部皮下。然而,由此产生的伤口边缘不是近似横向的,而是 Y 形的。这样可以在减少会阴纵向损伤的同时,最大限度地降低该区域横向瘢痕形成的风险(图 4-38)。

拓展阅读

[1] Chang P, Salisbury MA, Narsete T, Buckspan R, Derrick D, Ersek RA. Vaginal labiaplasty: defense of the simple "clip and snip" and a new classification system. Aesthetic Plast Surg. 2013; 37(5):887–891

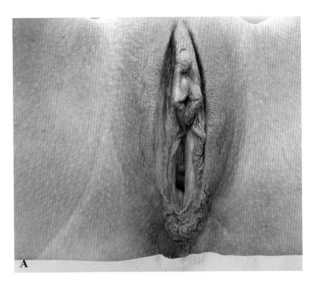
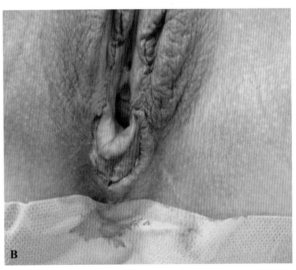
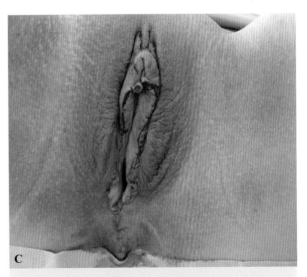

▲ 图 4-38 会阴成形术

A. 后连合区肥大;B. V 形切除及去除表皮后手术部位所见;C. Y 形皮肤缝合后的结果

五、阴阜成形术

（一）基本原则

大面积减肥导致过量的脂肪堆积在会阴部皮下，有时候这些不仅会导致功能障碍，还会影响卫生，导致局部反复发作的皮疹和感染。这常常会严重影响患者的外表（无论着装与否）、性能力吸引力，甚至是整体幸福感。阴阜、腹壁和脐的整体外观作为一个美学综合体应该是平衡和连贯的。正确的评估为选择适合的外科治疗提供了基础。

腹壁分为皮肤、皮下脂肪组织、Scarpa 筋膜（通常统称为皮下组织）、腹壁深筋膜、肌肉组织、腹横筋膜和腹膜，其中皮下组织黏着于腹股沟及阴阜区。当皮下脂肪堆积越来越多的时候，在下腹部会产生皮肤褶皱，男性比女性皮肤皱褶的部位高 2～4cm。

Pittsburgh 分类（表 4-6）根据腹壁及阴阜上堆积的多余脂肪组织进行分类，可以对结果初步评估，并提供所需手术治疗范围的指示。

表 4-6　Pittsburgh 分类

分　度	严重程度
Ⅰ	仅在阴阜部位出现脂肪堆积
Ⅱ	皮肤皱褶小，轻微下垂，外阴部清晰可见
Ⅲ	脂肪沉积部分遮盖外阴部
Ⅳ	脂肪沉积完全遮盖外阴部（埋藏式阴茎）

了解正常体重女性的耻骨区生理规范有助于术前设计（表 4-7）。

表 4-7　女性阴阜区生理标准

间　距	数　值
脐至阴阜毛发边缘	13.0 ± 2.7cm
阴阜毛发边缘至会阴前联合（女性阴裂）	8.0 ± 1.5cm

（二）手术方法

Ⅰ度的阴阜畸形仅有局部脂肪堆积，通过单纯吸脂术就能解决。Ⅱ度的阴阜畸形吸脂的同时需要实施腹壁整形术去除阴阜上方松弛的皮肤。Ⅲ度的阴阜畸形冗余脂肪沉积部分遮盖外阴部。

除了进行腹壁整形术修复腹壁外还需采取额外的外科手段以清除阴部多余的皮下脂肪。因此推荐在腹壁整形的同时实施阴阜成形术或分两次进行手术（表 4-8）。

表 4-8　阴阜畸形矫治

级　别	治疗方式
I	脂肪抽吸术
II	腹壁成形术 ± 脂肪抽吸术
III	腹壁成形术，阴阜整形 ± 脂肪抽吸术
IV	腹壁成形术，阴阜整形

通过患者术前站立位夹捏试验来确定切除皮肤的区域。上缘为下腹部皮肤皱襞，下缘为将会阴前连合多余脂肪复位后的耻骨下缘。精确测量保障会阴前连合与其上方的水平切缘线的距离至少为 5cm。此过程在完成腹壁整形后移除水平纺锤形组织（图 4-39）。

如今，大多数的阴阜轮廓整形是在一个手术中完成的，同时进行的还有各种各样的腹壁整形手术（传统的腹壁成形术、倒 T 形腹壁成形术、鸢尾式腹壁成形术）。术前计划和术中操作（手术切除的顺序）是保证手术成功的关键。

如上所述，耻骨区的最大可能切除的水平画线是在患者站位时标识的。然而，位于其上方的下腹部切缘总是被先切开，切开部位是皮肤褶皱处，如果行 W 切口则是位于其略上方。在完成了腹壁成形术后，患者体位呈"沙滩椅位置"，在阴阜成形时，阴阜轮廓的设计应适应患者的个体化需要。术前应告知患者，可能需要一个或多个后续的整形手术来达到预期的最终效果。初次吸脂术可能会影响皮下组织邻近区域的血供，因此吸脂术应该在腹壁整形术之前或之后单独完成。腹部皮肤脂肪切除的方法包括完全水平切除、完全垂直切除和联合切除。

阴阜耻骨区域的进一步轮廓整形主要取决于患者自身的解剖特点。水平横向梭形切口适合于水平方向脂肪过度堆积的患者。双侧垂直楔形切口适合轻度的水平方向脂肪堆积和严重的侧方多余脂肪组织堆积者，这种切口会产生额外的纵向瘢痕。血清肿，继发性外阴上移，下腹部下垂或隆起常有发生。为了避免这些问题发生，可以通过筋膜悬吊缝线和深缝在耻骨联合区域的浅筋膜上，将皮肤和脂肪组织的上、下皮瓣一层层固定。

（三）并发症及并发症处理

离阴裂 5cm 以内的切口常常会导致到耻骨区淋巴水肿。这会引起大阴唇向外突出并分开，暴

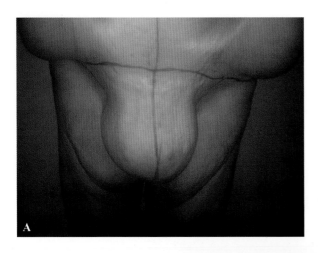
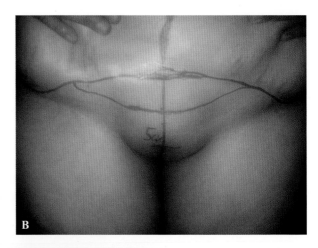
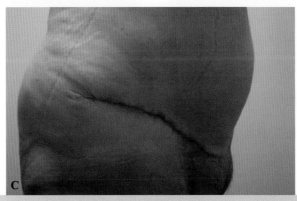

▲ 图 4-39　阴阜成形术

A. 术前发现的四级阴阜畸形；B. 术前在耻骨上做标记，保持前连合与下切除线之间至少 5cm 的距离；C. 单切口联合腹部成形术后的术后表现

露阴道入口并与慢性尿路感染和尿失禁有关（图 4-40）。这些问题通常可以通过二次手术行带蒂或游离皮瓣来处理。

　　有些患者如大范围减重后接受整形手术者，由于术中广泛的组织移除，与耻骨区出现明显的血清肿相关。血清肿需要反复无菌抽吸或再次行外科手术放置引流管。血清肿的发生与局部切口愈合不良有关，并可能出现感染并发生穿孔，这可能导致切口的二期愈合或需要再次手术修补。

　　如大规模的体重减轻的患者，通常广泛的切除是与临床上显著的耻骨区血肿相关，需要反复进行无菌抽吸或放置外科引流管进行二次手术。血清肿常与局部伤口愈合不良有关，并可导致穿孔和感染。这反过来会导致继发性伤口愈合问题或需要二次翻修手术。

　　注意：如 2 周内血清肿引流液体超过 500ml，应考虑手术清除血清肿。

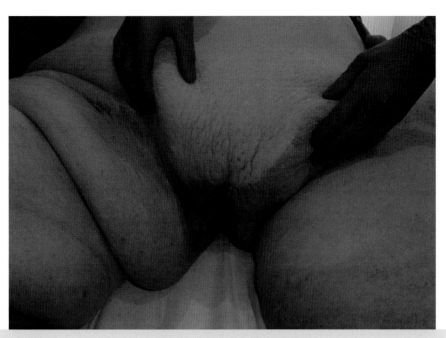

▲ 图 4-40　术后耻骨区淋巴水肿

　　持续吸引是被广泛推荐的，一旦肉芽形成可进行二次缝合并放置引流管，以保证初次手术的效果。阴阜区血供丰富，术后常易发生出血及血肿，继发感染的发生率相对较高，需要采取迅速的外科治疗。

拓展阅读

[1] Alter GJ. Management of the mons pubis and labia majora in the massive weight loss patient. Aesthet Surg J. 2009; 29(5):432–442

[2] Alter GJ. Pubic contouring after massive weight loss in men and women: correction of hidden penis, mons ptosis, and labia majora enlargement. Plast Reconstr Surg. 2012; 130(4):936–947

[3] El-Khatib HA. Mons pubis ptosis: classification and strategy for treatment. Aesthetic Plast Surg. 2011; 35(1):24–30

[4] Marques M, Modolin M, Cintra W, Gemperli R, Ferreira MC. Monsplasty for women after massive weight loss. Aesthetic Plast Surg. 2012; 36(3):511–516

[5] Song AY, Jean RD, Hurwitz DJ, Fernstrom MH, Scott JA, Rubin JP. A classification of contour deformities after bariatric weight loss: the Pittsburgh Rating Scale. Plast Reconstr Surg. 2005; 116(5):1535–1546

[6] Yavagal S, de Farias TF, Medina CA, Takacs P. Normal vulvovaginal, perineal, and pelvic anatomy with reconstructive considerations. Semin Plast Surg. 2011; 25(2):121–129

[7] El-Khatib H.: Mons Pubis Ptosis: Classification and Strategy for Treatment. Aesth. Plast. Surg., 35: 24-30,2011.

六、阴道修补术

（一）基本原理

女性骨盆底由生殖器、膀胱和肠道三个部分组成。这些间隔由盆底肌肉系统（肛提肌）和结缔组织结构（如盆内筋膜）支撑。咳嗽或打喷嚏所产生的正常压力，会被盆底肌肉、腹肌、横膈膜和脊柱盆腹系统所抵消。通过这样的方式骨盆底可承受这些正常的压力，而不会影响功能。

当这些结构中的一个或多个被削弱，稳定性受到损害时，更大的压力可以向下传递，对膀胱、肠道和生殖器造成不利影响。

下列情况会对盆底造成特定的压力，如妊娠、阴道分娩、阴道手术、神经受压、超重、重体力劳动或便秘、缺乏锻炼、遗传倾向、更年期和绝经后激素变化等。

骨盆底受损的后遗症包括尿失禁、大便失禁、膀胱膨出和直肠膨出以及子宫脱垂。盆底组织的薄弱会导致阴道变宽松弛，偶称为"阴茎丢失综合征"。除了保守治疗措施外，永久性阴道松弛治疗包括手术和激光治疗。

（二）阴道后壁修补术

手术缩小阴道，使阴道后部呈楔形逐渐变细，阴道口抬高，是治疗阴道松弛的一种有效方法。手术可以在全身麻醉或局部麻醉下进行。手术包括切除阴道黏膜的三角形部分，暴露盆腔内筋膜，然后用解剖剪打开直肠阴道间隙，用手指小心地扩宽，注意避免突出的静脉丛，这样可能牵拉已暴露的部分肛提肌，并轻柔地接近深部肌肉。然而，需要注意的是，游离肛提肌的适应证尚有争议的，如果肛提肌功能缺失或严重受损，医师应该慎重考虑。下一步用 Z 或 U 形缝合收紧直肠阴道筋膜，保守切除多余的阴道黏膜，并用 Z 形缝线闭合边缘。最终形成一条直的中央缝线通过后连合延伸至会阴。建议用阴道填塞法将伤口压迫一个晚上。

阴道后壁有时不容易与肠道分离，特别是在因产伤而形成瘢痕的情况下。因此，大多数情况下必要时应借助手术刀或者解剖剪进行钝性分离。反复将手指放入直肠以确认肠道是否完好无损。同样，手指放入阴道内探查以防止矫正过紧或过松，阴道可容纳两横指的宽度视为矫正的安全生理标准。术后患者应在病房接受监护并给予充分的止痛治疗（图 4-41）。

注意：确保术后规律排便是至关重要的，必要时可适当辅以药物。

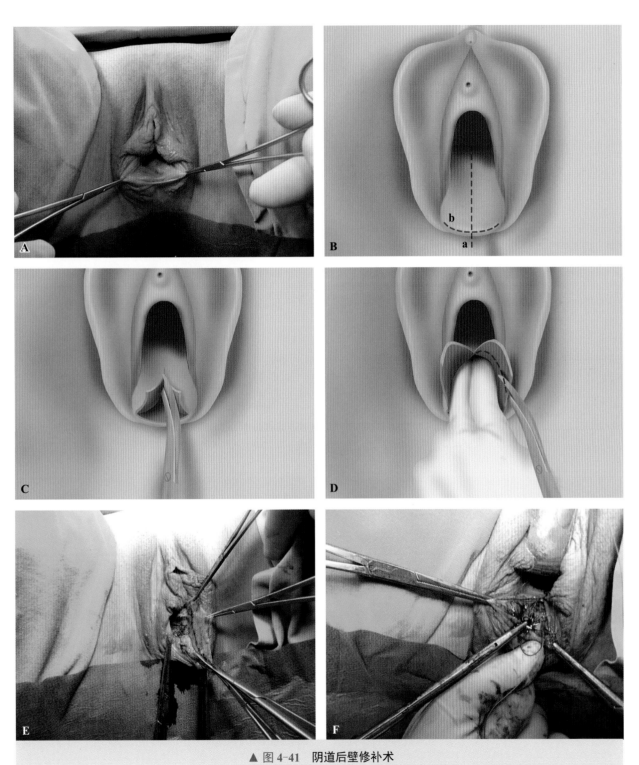

▲ 图 4-41 阴道后壁修补术

A. 术前发现；B. 切口示意图；C. 切口示意图；D. 切除多余黏膜组织前的示意图；E. 切除多余的黏膜组织之前的术中发现；F. 术中切除黏膜组织后所见

术后 6 周内，患者应避免进行性交或举重物等产生局部压力的活动。

（三）阴道双侧壁修补术

该手术通常在门诊局部麻醉下进行，手术切除双侧阴道黏膜的后外侧纵向梭形区域，然后将切口边缘用可吸收线进行缝合。同样，建议患者术后几周内避免性交。这项手术相对容易实施，也避开了阴道后下部特别敏感区域。与阴道后壁修补术不同的是，阴道双侧壁修补术仅限于阴道黏膜。由于其阴道收紧效果不是很明显，故主要应用于轻度的、想有美容效果的阴道松弛患者（图 4-42）。

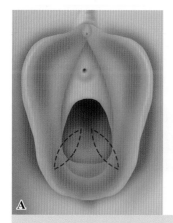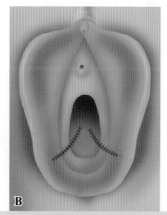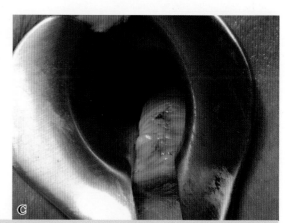

▲ 图 4-42　双侧阴道壁缝合术
A. 术前发现的梭形区应切除的示意图；B. 切除黏膜缝合后的表现；C. 术后发现

（四）激光阴道修补术

直到近年来才描述了非剥脱性激光在阴道修补和治疗压力性尿失禁中的应用，在这两种情况下，其目的都是为了修补阴道由于激素和年龄因素所发生的变化。鉴于缺乏单纯保守治疗和手术治疗之间的选择，阴道内使用非剥脱性长脉冲 Er:YAG 激光治疗可作为一种选择，阴道上皮组织不会被切除，但可受到热应力。通常在阴道口和尿道周围区域局部麻醉即可，阴道的远端 2/3 通常不需要进一步麻醉。

在科技术语中，平滑模式脉冲由持续数百毫秒的低密度激光脉冲的快速系列组成。如果单个脉冲之间的停顿时间长于黏膜表面的热松弛时间，就有足够的时间将吸收的热量传递到更深的组织，并将吸收的能量保持在临界剥脱阈值以下。但是如果脉冲序列短于整个黏膜热松弛时间，那么热量就不会散失，这将使得能量聚集在组织，导致整个黏膜区域温度明显提高。研究表明，平滑模式脉冲能够加热约 100 微米厚的组织层而不会剥脱，因此，具有控制阴道上皮加热的作用。

建议患者在治疗前约 48h 内不要进行性交和使用阴道棉条。除了激光窥镜引导阴道内的适配器外，治疗还需要适用于大范围和部分去除的手持器，以及 90° 和 360° 适配器。此外，必须遵守所有与激光束操作有关的安全规定。整个过程大约需要 30min，包括用 90° 适配器治疗盆底，用 360° 适配器治疗整个阴道以及治疗阴道口和阴唇。

首先对阴道进行表面清洁，触诊，作为准备工作的一部分进行检查。对于对疼痛高度敏感的患者，仅对阴道口和尿道周围区域应用表面麻醉药即可。清洁后，插入窥镜并确认其是否在合适的位置。窥镜起到定位辅助和导向的作用，使激光可同时应用（图 4-43）。

使用带有 7mm 光斑和 90° 适配器的分体式手持器进行盆底激光治疗，适配器被插入窥镜中，从而能量可向上偏转到骨盆底。医师在窥镜的整体长度上每次移动 5mm 将适配器从远端移至近端。在每个位置发射 4 个平滑模式脉冲，平滑脉冲由快速系列发射的 6 个单独脉冲组成。到达末端时，适配器旋转 60° 并完全重新插入，以上述方式重复处理，直到适配器返回到起始点。带有纵向距离标记及各自旋转角度标记的窥镜对这种应用有很大帮助（图 4-44，图 4-45，图 4-46）。

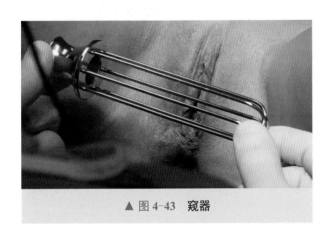

▲ 图 4-43　窥器

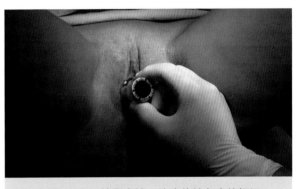

▲ 图 4-44　放置窥镜，注意旋转角度的标记

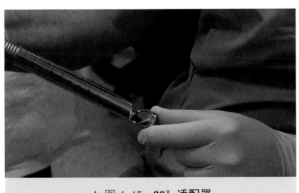

▲ 图 4-45　90° 适配器

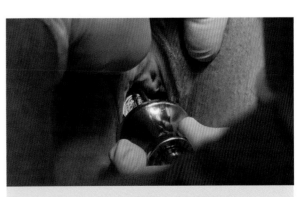

▲ 图 4-46　90° 适配器在程序开始时为 0°

更换手持器和适配器治疗整个阴道，每个治疗位置也发射 4 个平滑模式脉冲。这里使用的是大范围的 7mm 手持器和 360° 适配器。在治疗盆底时，适配器完全插入并每次增加 5mm 向近端移动。此过程再次重复（图 4-47）。

不带适配器的分体式手持器用于治疗阴道口和小阴唇，医师握住手持器连续移动治疗阴道口和小阴唇，在同一位置发射 2～3 个脉冲后移动，直至覆盖整个区域（图 4-48）。

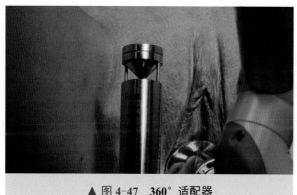

▲ 图 4-47　360° 适配器

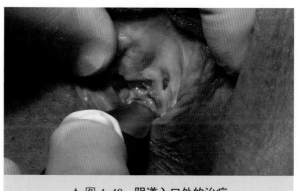

▲ 图 4-48　阴道入口处的治疗

如果阴道近端接受过治疗，那么治疗后可以涂上保湿霜。术后 7 天，患者应该避免性交和使用卫生棉条。术后即可进行轻度的运动，但术后 4 周应避免对体力要求较高的运动，如举提重物。术后即会出现轻微疼痛、轻度紧张感和少量的散在出血，但是这些症状通常会在几天内消失。

只要医师操作时设置没有明显超过要求，阴道内使用非剥脱性长脉冲 Er:YAG 激光治疗尚不能被预料到会引起其他的并发症。但尽管目前还没有该项治疗造成瘢痕形成的案例记录，理论上不能排除瘢痕形成。

注意：如果治疗时设置太低并且阴道上皮加热不能受到控制，则不能期望治疗成功。

拓展阅读

[1] Abedi P, Jamali S, Tadayon M, Parhizkar S, Mogharab F. Effectiveness of selective vaginal tightening on sexual function among reproductive aged women in Iran with vaginal laxity: a quasi-experimental study. J Obstet Gynaecol Res. 2014; 40(2):526–531

[2] Adamo C, Corvi M. Cosmetic mucosal vaginal tightening (lateral colporrhaphy): improving sexual sensitivity in women with a sensation of wide vagina. Plast Reconstr Surg. 2009; 123(6):212e–213e

[3] Albrich SB, Laterza RM, Skala C, Salvatore S, Koelbl H, Naumann G. Impact of mode of delivery on levator morphology: a prospective observational study with three-dimensional ultrasound early in the postpartum period.

BJOG. 2012; 119(1):51–60

[4]　American College of Obstetricians and Gynecologists, Society for Maternal-Fetal Medicine. Obstetric care consensus no. 1: safe prevention of the primary cesarean delivery. Obstet Gynecol. 2014; 123(3):693–711

[5]　Bojahr B, Tchartchian G, Waldschmidt M, Schollmeyer T, De Wilde RL. Laparoscopic sacropexy: a retrospective analysis of perioperative complications and anatomical outcomes. JSLS. 2012; 16(3):428–436

[6]　Brandner S, Monga A, Mueller MD, Herrmann G, Kuhn A. Sexual function after rectocele repair. J Sex Med. 2011; 8(2):583–588

[7]　Dietz HP, Shek KL, Chantarasorn V, Langer SE. Do women notice the effect of childbirth-related pelvic floor trauma? Aust N Z J Obstet Gynaecol. 2012; 52(3):277–281

[8]　Di Tonno F, Mazzariol C, Optale G, Piazza N, Ciaccia M, Pianon C. Evaluation of the female sexual function after vaginal surgery using the FSFI (Female Sexual Function Index). Urologia. 2007; 74(4):242–246

[9]　Durnea CM, Khashan AS, Kenny LC, Tabirca SS, O'Reilly BA. An insight into pelvic floor status in nulliparous women. Int Urogynecol J Pelvic Floor Dysfunct. 2014; 25(3):337–345

[10]　Foldès P, Droupy S, Cuzin B. [Cosmetic surgery of the female genitalia]. Prog Urol. 2013; 23(9):601–611

[11]　Iglesia CB, Yurteri-Kaplan L, Alinsod R. Female genital cosmetic surgery: a review of techniques and outcomes. Int Urogynecol J Pelvic Floor Dysfunct. 2013; 24(12):1997–2009

[12]　Majaron B, Srinivas SM, Huang He, Nelson JS. Deep coagulation of dermal collagen with repetitive Er:YAG laser irradiation. Lasers Surg Med. 2000; 26(2):215–222

[13]　Memon HU, Handa VL. Vaginal childbirth and pelvic floor disorders. Womens Health (Lond). 2013; 9(3):265–277, quiz 276–277

[14]　Singh A, Swift S, Khullar V, Digesu GA. Laser vaginal rejuvenation: not ready for prime time. Int Urogynecol J Pelvic Floor Dysfunct. 2015; 26(2):163–164

[15]　Triana L, Robledo AM. Aesthetic surgery of female external genitalia. Aesthet Surg J. 2015; 35(2):165–177

[16]　Tunuguntla HS, Gousse AE. Female sexual dysfunction following vaginal surgery: a review. J Urol. 2006; 175(2):439–446

第5章 功能性男性生殖器美容外科
Functional and Aesthetic Genital Surgery in the Male

A. El–Seweifi　P. H. Zeplin　S. Schill　　M. Nuwayhid　D. K. Boliglowa　H. Menke　**著**

褚燕军　**译**

钟晓红　王明刚　**校**

一、基本原理

（一）解剖

男性外生殖器包括阴茎和阴囊。阴茎可分为阴茎根部、阴茎体和龟头三部分。

阴茎的根部将阴茎的近端固定在骨性骨盆上。这种固定基本上是由来自腹壁筋膜白线的阴茎基底韧带和来自耻骨联合下缘、球海绵体肌、坐骨海绵体肌的阴茎悬韧带提供的。两支分叉的阴茎脚和阴茎球也位于阴茎根部的区域。

阴茎海绵体的两个海绵体位于阴茎体的背侧，彼此被梳状隔分开。在它们的下方中央是环绕尿道的尿道海绵体。阴茎海绵体被包裹在一层约 1mm 厚的结缔组织中，称为白膜。冠状沟代表阴茎体和阴茎头之间的连接处。

阴茎的龟头包括龟头的尿道海绵体，是阴茎近端尿道海绵体的延续。尿道外孔（尿道口）位于龟头的远端。阴茎的整体都包裹着阴茎的深筋膜（Buck 筋膜），它位于白膜的表面。阴茎浅筋膜或称 Colles 筋膜是位于从浅表到 Buck 筋膜的肉膜，是指在龟头、包皮（或阴茎包皮）上形成褶皱的一层可移动的皮肤。松弛状态下阴茎平均长度为 7～10cm，勃起状态下阴茎平均长度为 12～18cm。平均周长为 9～13cm。

阴囊位于大腿、阴茎和会阴之间的生殖区域。阴囊是一个多层的皮肤囊，由阴囊中隔分为两个腔室。每一个包括睾丸、附睾、部分输精管和精索的末端。阴部内动脉及其分支供应阴茎。深层的静脉引流由阴茎背深层静脉提供，它通向前列腺静脉丛或阴部内静脉。这一区域浅层引流到阴茎背侧浅静脉，它行进在阴茎浅筋膜（Colles 筋膜）和阴茎深筋膜（Buck 筋膜）之间。最后依次引流到阴部外侧静脉或股静脉。

（二）病史和术前准备

尽管自 20 世纪初首次提出对男性实施功能性和美容性外科手术后越来越流行，而且许多外科医师也为各自技术的发展做出了贡献，但这种手术仍有负面影响。这主要是由于寻求手术增大阴茎的愿望往往反映了一种狭隘的，以阴茎为中心的男权主义男子气概的理念。

注意：在评估病例时，确定外科手术是否能满足患者所表达的期望是至关重要的。同时，应该警惕身体畸形或人格障碍的存在。

如果患者的愿望可以通过手术实现，那么下一步就是以照片的形式记录术前的发现，并测量阴茎长度和周长，然后进行全面的体检。根据计划干预的类型，还建议排除激素紊乱，并获得肾脏、膀胱和阴茎的超声资料。从包皮和会阴部获得的涂片检查有助于有效治疗术后可能发生的感染。

二、阴茎成形术

暂不论述阴茎长度和粗细的重要性，应该记住的是，阴茎成形术并不能真正增加阴茎的长度，只能增加延长阴茎的可见部分。延长阴茎成形术所增加的长度只在松弛状态下可见，而不是在勃起状态下，而增粗阴茎成形术在松弛状态和勃起状态下均可见其效果。这种差异必须在术前对每个患者明确告之，以便尽早纠正错误的预期。同时，第一次面诊使外科医师对患者的总体身体和情绪健康有了初步印象，并对其阴茎阴囊和耻骨上组织的质量有了初步了解。

阴茎悬韧带的切口选择和分离的范围对阴茎延长术有重要意义。手术后，阴茎体的延长度、伤口的护理、卫生、术前和术后的照片记录都起着重要的作用。

警示：正如耻骨下横切口会导致阴茎淋巴和血管的严重损伤一样，耻骨下 V-Y 成形术也会导致广泛的、偶尔会变形的瘢痕。

阴茎增粗成形术增加了阴茎周长，是一个真正的受益与永久的结果。当然，术后的效果也取决于上述提及的因素。手术的成功和效果的可持续性在很大程度上取决于手术方法。

自体脂肪移植尤其需要注意。液体脂肪堆积会导致皮肤凹陷不平，形成伞状包皮或其他畸形，导致勃起功能障碍和性交时出现问题（见前述，"生殖器外科中的填充物和注脂术"）。

使用透明质酸制剂也可观察到同样的情况，伴有不平整和肉芽肿引起的疼痛。

警示：经阴茎皮下注射液状凡士林或非专业人士行硅胶植入可能会引起严重的畸形，最终导致阴茎皮肤或整个阴茎的坏死。

虽然植入脱细胞胶原基质材料是可以接受的，但它常常会出现非正常硬度的现象，在性交时可能引起刺痛。

注意：耻骨上区脂肪沉积较少的轻、中等体重患者一般适合阴茎延长成形术。

（一）阴茎延长手术

1. 手术步骤

通过约 3cm 长的耻骨下横切口进入（图 5-1A），分开阴茎悬韧带，阴茎向前滑动时，阴茎皮肤可能向后拉。如果要减少这种皮肤后拉回缩，建议使用 V-Y 皮瓣代替（图 5-1B）。

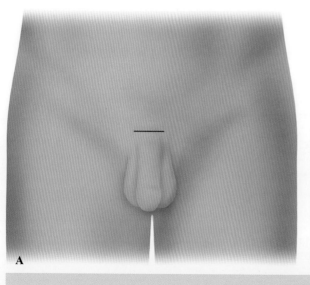
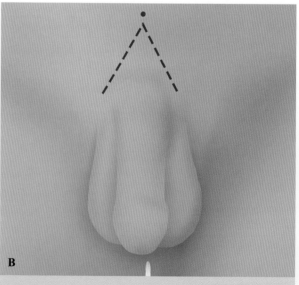

▲ 图 5-1　切口设计及术前标记
A. 切口示意图；B. 术前标记耻骨下 V-Y 皮瓣

随后的解剖保留阴茎的双侧浅背动脉，结扎阴茎背浅静脉，在纵轴方向切开深筋膜，沿着海绵体，将阴茎悬韧带显露出来（图 5-1）。

在分离悬韧带之前，经过周围脂肪组织的双侧血管分支必须凝固。然后，悬韧带可以通过钝性剥离暴露出来，两侧的精索可以用 Roux 牵开器牵开。从耻骨联合处向下至深筋膜，用钝头剪刀剪开韧带，可见到海绵体分开的两个角（图 5-2）。

警示：阴茎悬韧带的深层解剖分离，存在着损伤前列腺静脉丛导致严重出血的风险。

阴茎向前方移位后，为了防止它向后滑动回缩，将阴茎根部的白膜间断缝合固定在皮肤上（图 5-3A 和 B）。通过向后移动阴茎腹侧阴囊的连接处可以进一步加强固定阴茎近端。这是通过一个小的皮肤切口将阴囊中缝固定在阴茎的白膜上（如用 2-3 薇乔线）。缝线应放置在阴茎阴囊褶皱的最低点。另一种方法是对皮肤皱褶进行半月形切除，然后将伤口边缘缝合到白膜上。在选定的病例中，进行阴囊提升术［见后述（图 5-3C）］。

2. 术后护理

首先，阴茎体部被敷料包裹着，用低过敏性的胶带固定。然后用弹力绷带，绕过大腿，适当加压包扎，防止阴茎受压坏死。这种张力应保持 7～10 天，否则阴茎根部区域的粘连可能发展并影响勃起功能。与此同时，这也会阻止阴茎滑回到原来的位置，从而抵消想要延长的长度。

3. 并发症

医学上相关的并发症如下。

• 出血严重，特别是由于前列腺静脉丛或阴茎海绵体损伤。

• 术后出血。

• 肿胀严重（图 5-3D）。

• 血肿（图 5-3F）。

• 切口愈合不良。

• 局部感染。

如果在手术过程中仔细地止血，并且患者遵守正确的术后行为规则，出血、术后出血和血肿是可以避免的。术后血肿或水肿通常不需要进一步的手术治疗，在保守治疗后会消失。切口愈合不良和切口裂开通常是表面的，可采用保守治疗。瘢痕挛缩可作为继发性并发症发生。

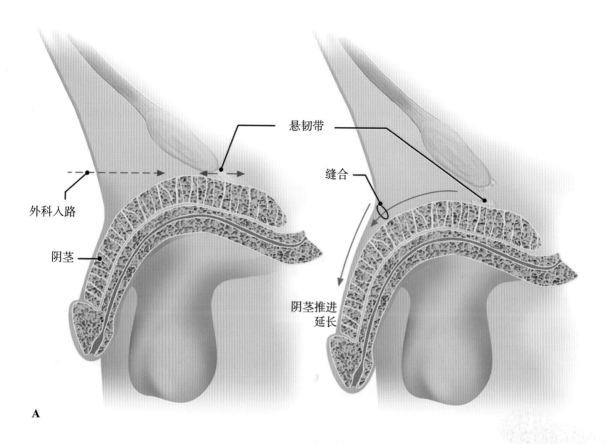

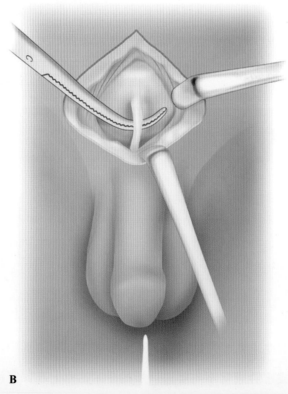

▲ 图 5-2　手术步骤示意

A. 阴茎悬韧带切断阴茎推进术示意图；B. V 形切口，暴露出阴茎悬韧带，在韧带被切断之前

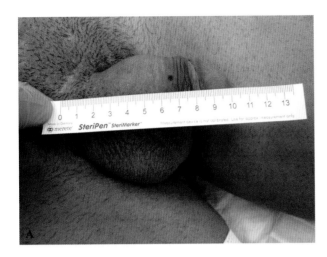

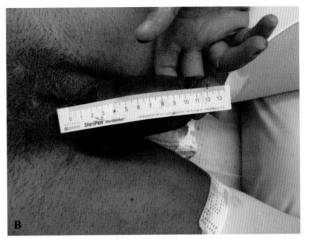

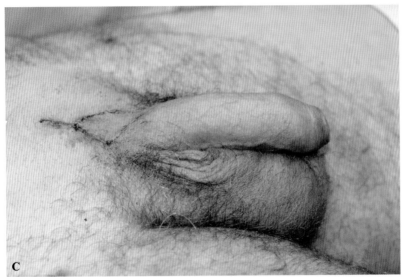

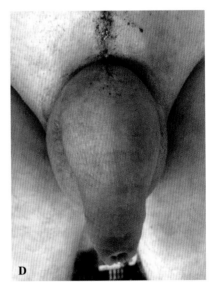

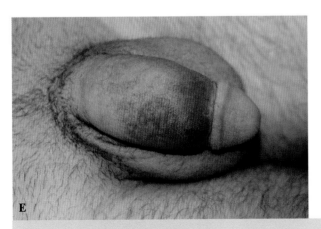

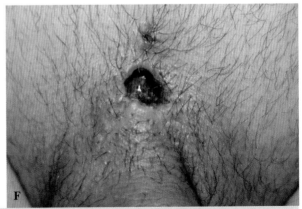

▲ 图 5-3　阴茎延长术

A. 术前所见；B. 术后发现长度增加约 4cm；C. 延长型阴茎成形术：切断悬韧带和耻骨下 V-Y 皮瓣分离后的术后所见。术后并发症（D～F）；D. 术后肿胀；E. 术后血肿；F. 术后耻骨下切口愈合不良裂开

（二）阴茎增大

1. 手术步骤

轻到中等体重，没有大量耻骨上区脂肪堆积的患者通常是阴茎增大的良好选择。肥胖患者和隐匿阴茎患者不适合做阴茎增大手术。

手术通常以患者俯卧或侧卧的姿势开始，以方便从臀沟处收集游离的真皮脂肪移植物。移植物的大小取决于各自的结果。一般来说，3 条组织瓣，每条 1cm 宽，可以从 1 个供区获取。首先，皮肤被浅层切开，保持恒定的张力，通过锐性分离（去表皮）将表皮剥离。真皮出现点状渗血是剥离深度合适的标志。然后真皮被完全分离，脂肪组织剥离至 25mm 的深度，而不伤及肌肉筋膜。然后整块切除组织，关闭供区，患者仰卧位。

移植物想要达到手术具体的要求。它就要相应地被修薄，边缘呈斜面，以便更容易地适合受区。然后移植物被分成 3 等份。在龟头冠状沟近侧约 1cm 处作圆环形切口。然后通过解剖皮肤和阴茎深筋膜（Buck 筋膜）暴露白膜，将移植物分别安排在背侧和侧面，用 2～3 条缝线（如 2-0 薇乔线）将移植物间断缝合固定在白膜上。将移植物远端与冠状沟吻合，近端放置在耻骨下区域的阴茎悬韧带附近，修剪移植物的长度，并保持适当张力。然后将深筋膜和皮肤向前牵拉，与伤口的边缘分层对位缝合（图 5-4，图 5-5）。

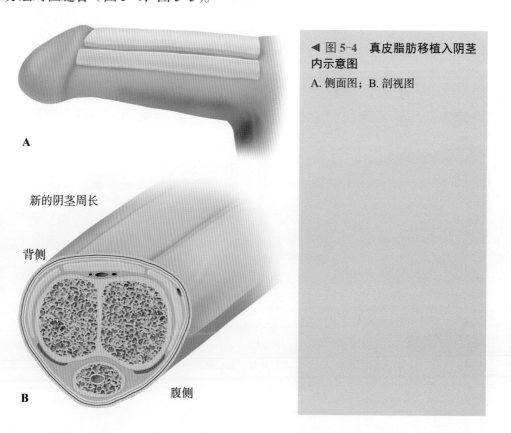

◀ 图 5-4 真皮脂肪移植入阴茎内示意图
A. 侧面图；B. 剖视图

新的阴茎周长

背侧

腹侧

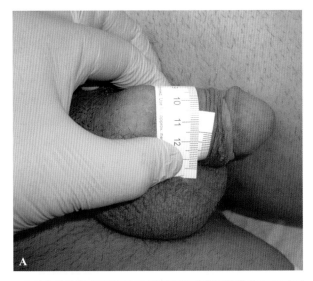

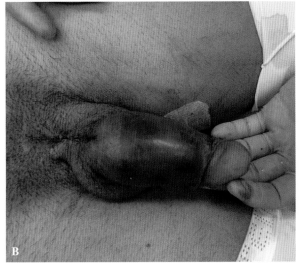

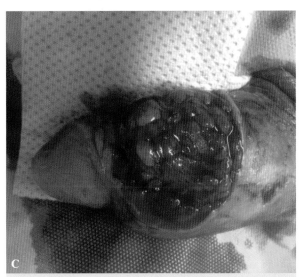

▲ 图5-5 阴茎增大术

A. 术前所见；B. 术后所见；C. 阴茎增粗术后皮肤坏死清创的效果

2. 术后护理

在有包皮的地方，用一根低过敏性的胶带把包皮固定在阴茎上，以防止运动或因水肿引起的卡压。把阴茎包裹在敷料里，敷料是固定的。然后用弹力绷带，绕过大腿，适当加压包扎，防止阴茎受压坏死。这种张力可维持7～10天，否则真皮脂肪移植物会被压缩，导致粘连，进而影响勃起功能。

3. 并发症

在恢复阶段后，阴茎表面或环绕阴茎体的不规则形态可以通过二次修正手术或脂肪填充来处理（见前述，"生殖器外科中的填充物和注脂术"），这取决于它们的大小。阴茎皮肤坏死是罕见的，因为有良好的组织血液灌注。然而，在某些情况下，有必要进行坏死切除（图5-5C）。在这种情况下，由于阴茎皮肤有良好移动性，导致的皮肤缺损通常可以很容易地闭合，这就意味着没必要用厚薄不一的皮肤来移植修复缺损。

（三）龟头增大

1. 手术步骤

龟头的大小变化很大，在阴茎成形术后可以变得更明显。用透明质酸或其他制剂进行增大相对容易。然而，它们通常只有暂时的效果。与此相反，外科手术的效果是永久性的，但是由于龟头结构的紧凑，相对来说是需要精心制作的。

龟头增大最常见的指征是阴茎增大后的状

态，因此龟头的增大应该包括在阴茎成形术的计划中。

龟头增大的原理与阴茎增大的原理相同。适当大的真皮脂肪移植物从臀沟处获取并相应处理（图 5-6）。另外，如果术中需要避免患者重新调整体位，也可以从耻骨上区获取真皮脂肪移植物。

同样，在距龟头冠状沟近侧约 1cm 处做一个圆环形切口。然后通过解剖皮肤和阴茎深筋膜暴露白膜。

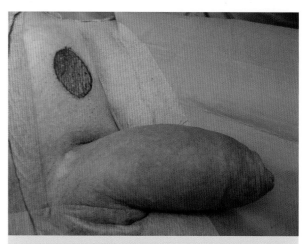

▲ 图 5-6　从耻骨上区获取去表皮的真皮脂肪移植物

皮肤被钝头剪刀潜行分离至龟头冠状沟的边缘。然后，在龟头上折叠起被解剖的皮肤覆盖层并稍拉长，在龟头和海绵体之间的裂隙处继续解剖。重要的是，要避开靠近尿道口的尿道舟状窝。然后将适当大小的移植物放置于裂缝处并缝合（图 5-7）。

切口分层缝合，先用 4-0 薇乔线缝合龟头和阴茎海绵体之间裂隙的深筋膜，4-0 薇乔快吸收线缝合皮肤。关于脱细胞真皮基质移植物作为真皮脂肪瓣的替代物的探讨越来越多，因此，这个选项必须和有意向的患者进行沟通（图 5-8）。

2. 术后护理

在有包皮的地方，用一根低过敏性的带子把包皮固定在阴茎上，然后用敷料把整个阴茎包裹起来。这些敷料压力适当。在绷带上留下一个缺口来观察龟头的血供。舟状窝的损伤表现为外尿道口出血，可以通过插入留置导尿管 1 周来处理。

3. 并发症

龟头表面的或四周的不平整在恢复阶段后很少会发生。通过注射一些填充物相对很容易纠正。对舟状窝的损伤可以通过插入导尿管留置一周来处理。

三、阴囊提升术

术语"阴囊融合"或"阴囊束带"描述阴囊横跨阴茎腹侧表面的解剖学变异，导致阴茎和阴囊之间不明显的连接。尿道和海绵体通常不受累。虽然这种情况一般没有症状，但受影响的患者经常抱怨说，在性交和或使用避孕套时，皮肤褶皱会造成问题。阴囊束带的原因可能是先天的，

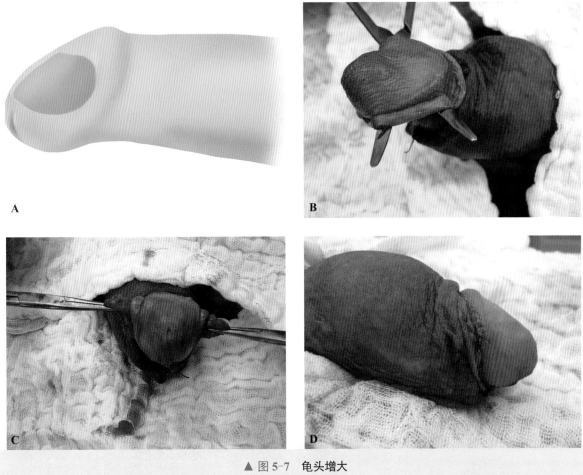

▲ 图 5-7　龟头增大
A. 移植物位置示意图；B. 龟头解剖分离；C. 放置移植物；D. 伤口闭合后的所见

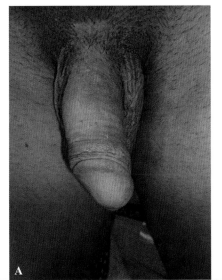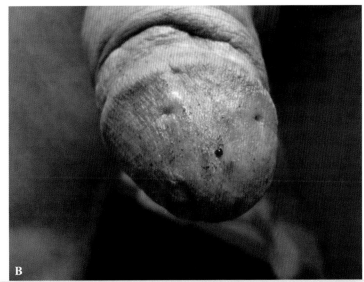

▲ 图 5-8　龟头增大术
A. 术前情况；B. 术后所见

也可能是后天的。医源性获得性束带可由包皮环切术时阴茎腹侧皮肤过度切除或其他阴茎手术引起。分类是基于阴茎体部腹侧阴囊皮肤的远端边界位置而定（表 5-1）。

表 5-1　阴囊束带的分类

分　级	严重程度
Ⅰ	延伸到阴茎体部的近端 1/3 处
Ⅱ	延伸到阴茎体部的中间 1/3 处
Ⅲ	延伸到阴茎体部的远端 1/3 处

位置降低的阴囊可能是由于年龄的增长和提睾肌或肉膜平滑肌的张力下降，继发于快速减肥导致的体重的大幅度下降，或疝气或精索静脉曲张。受影响的患者经常抱怨不舒服的摩擦或紧身衣带来的疼痛。在这种情况下，建议手术收紧阴囊皮肤。

简单的切除缝合使结果更糟糕，即使是轻微的阴囊束带也应该用 Z 形成形术来治疗（图 5-9）。

（一）手术步骤

在阴囊束带手术中，几个连续的 Z 形可用于长的广泛束带。在束带的远端边缘，作一个 V 形

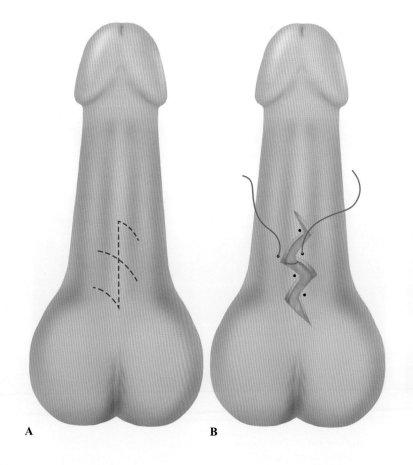

◀ 图 5-9　阴茎束带阴囊固定术
A. 双 Z 成形术切口设计；B. 皮瓣换位后，切口对位缝合

A　　　　**B**

切口，其顶点指向阴囊。邻近的皮肤被剥离、动员，推进移位形成 Y 形。为了得到完整的矫正，可根据需要，沿阴囊中缝每隔 1.5cm 重复该步骤（图 5-10）。

当要切除阴囊以治疗阴囊下垂时，第一步是确定要切除的多余皮肤的量。为此，检查者把食指放在患者阴囊中缝（图 5-11A）然后用拇指和中指将皮肤拉向中缝，直到阴囊达到所要求的高度。标记外侧缘后，患者仰卧位，阴茎向上指向。然后标记阴茎底部和会阴，形成一个纺锤形的切除区域。然后这个区域切除皮肤到筋膜层，切口边缘对位后分层缝合（图 5-11）。

（二）术后护理

胶带在这一区域很难粘贴。宽松的敷料用低过敏性胶带固定在适当位置通常就足够了。术后偶有阴茎和阴囊部位出现水肿和血肿。然而，它们通常会自行吸收。伤口愈合不良和伤口裂开是罕见的。手术修复，特别是沿着阴囊中缝的缝合线可能会移位。

（三）并发症

术后阴囊血肿通常可以保守治疗成功，很少需要手术干预。

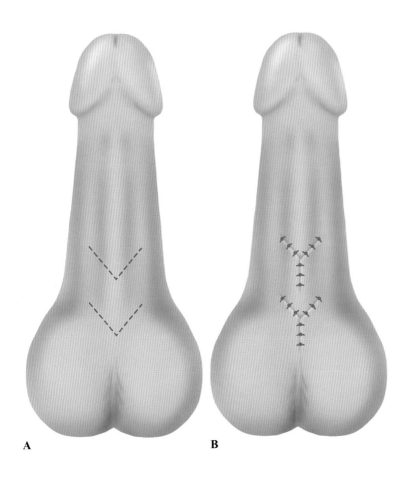

◀图 5-10　阴茎阴囊固定术
A. 双 V-Y 成形术切口；B. 切口边缘的 Y 形对位缝合

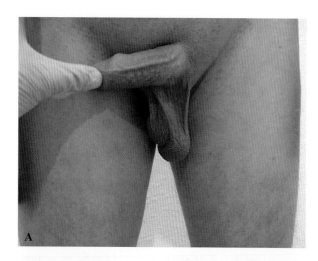
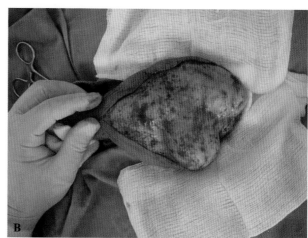
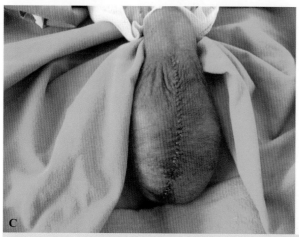
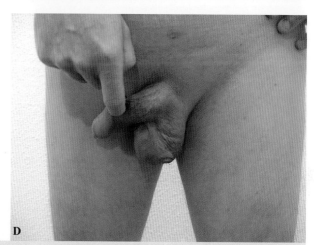

▲ 图 5-11　阴囊提升术

A.术前发现阴囊下垂；B.沿阴囊中缝纺锤形切除阴囊皮肤；C.术中两侧切口边缘缝合后所见；D.阴囊固定术后的所见

注意：增生性瘢痕或瘢痕疙瘩继发于该手术，偶尔会导致伴有疼痛的阴囊移位。一旦出现这些症状，就需要再次手术矫正。

拓展阅读

[1] Alter GJ. Augmentation phalloplasty. Urol Clin North Am. 1995; 22 (4):887–902

[2] Alter GJ. Reconstruction of deformities resulting from penile enlargement surgery. J Urol. 1997; 158(6):2153–2157

[3] Alter GJ. Correction of penoscrotal web. J Sex Med. 2007; 4(4 Pt 1): 844–847

[4] Alter GJ, Salgado CJ, Chim H. Aesthetic surgery of the male genitalia. Semin Plast Surg. 2011; 25(3):189–195

[5] Chang SJ, Liu SP, Hsieh JT. Correcting penoscrotal web with the V-Y advancement technique. J Sex Med. 2008; 5(1):249–250

[6] Coskuner ER, Canter HI. Desire for penile girth enhancement and the effects of the self-injection of hyaluronic Acid gel. J Cutan Aesthet Surg. 2012; 5(3):198–200

[7] Dillon BE, Chama NB, Honig SC. Penile size and penile enlargement surgery: a review. Int J Impot Res. 2008; 20(6):519–529

[8] El-Koutby M, Mohamed Amin G. Webbed penis: a new classification. J Indian Assoc Pediatr Surg. 2010; 15(2):50–52

[9] Kabalin JN, Rosen J, Perkash I. Penile advancement and lengthening in spinal cord injury patients with retracted phallus who have failed penile prosthesis placement alone. J Urol. 1990; 144(2 Pt 1):316–318

[10] Kim JJ, Kwak TI, Jeon BG, Cheon J, Moon DG. Human glans penis augmentation using injectable hyaluronic acid gel. Int J Impot Res. 2003; 15(6):439–443

[11] Li CY, Kayes O, Kell PD, Christopher N, Minhas S, Ralph DJ. Penile suspensory ligament division for penile augmentation: indications and results. Eur Urol. 2006; 49(4):729–733

[12] McLeod DJ, Alpert SA. Double-V scrotoplasty for repair of congenital penoscrotal webbing: a hidden scar technique. J Pediatr Urol. 2014; 10(5):810–814

[13] Mokhless IA, Abdeldaeim HM, Rahman A, Zahran M, Safwat A. Penile advancement and lengthening for the management of post-circumcision traumatic short penis in adolescents. Urology. 2010; 76(6):1483–1487

[14] Perovic S, Radojicic ZI, Djordjevic MLj, Vukadinovic VV. Enlargement and sculpturing of a small and deformed glans. J Urol. 2003; 170(4 Pt 2):1686–1690

[15] Spyropoulos E, Christoforidis C, Borousas D, Mavrikos S, Bourounis M, Athanasiadis S. Augmentation phalloplasty surgery for penile dysmorphophobia in young adults: considerations regarding patient selection, outcome evaluation and techniques applied. Eur Urol. 2005; 48(1):121–128

[16] Vardi Y, Har-Shai Y, Gil T, Gruenwald I. A critical analysis of penile enhancement procedures for patients with normal penile size: surgical techniques, success, and complications. Eur Urol. 2008; 54(5):1042–1050

[17] Wessells H, Lue TF, McAninch JW. Penile length in the flaccid and erect states: guidelines for penile augmentation. J Urol. 1996; 156(3): 995–997

[18] Wylie KR, Eardley I. Penile size and the 'small penis syndrome'. BJU Int. 2007; 99(6):1449–1455

四、埋藏式阴茎（隐匿式阴茎）

（一）概述

埋藏式阴茎，也被称隐藏式阴茎或不显眼的阴茎，是一个术语，描述一个正常大小的阴茎被包围在特别是耻骨周围组织中。

这种情况有以下三种特点。

● 多余的下垂的耻骨周围组织。

● 缺乏正常的阴茎耻骨角度和阴茎阴囊角度伴有受累的阴茎归因于：①沿着浅筋膜之间的粘连；②阴茎各层之间的连接松散；③阴茎长轴缺乏皮肤附着。

● 由于包茎和炎症导致的相对皮肤不足。

除了肥厚性瘢痕和复发性感染外，这种情况的严重程度也不同，从阴茎根部的部分隐匿到耻骨上组织把阴茎完全封闭（表5-2）。患者的抱怨也不同，从受损的性功能，不美观的外观，过多的出汗到带有慢性疼痛和炎症的排尿乏力。

埋藏的阴茎可能为先天性异常。然而作为一种后天获得性疾病，在成年人中更为常见。成人隐匿性阴茎发病的主要原因是耻骨部位软组织的增加。阴茎与耻骨相连，藏留在其内。

表5-2   埋藏式阴茎的分级：Mirastschijski 等 [9] 的改良分类

I级	① 存在阴茎耻骨角和阴茎阴囊角 ② 隐藏在耻骨褶皱后面的阴茎（假性埋藏阴茎）
II级	① 阴茎部分埋入周围组织 ② 如上所述，但有持续性感染、增生性瘢痕或硬化的皮肤
III级	① 阴茎完全埋入周围组织，用手可以牵拉出来 ② 如上所述，但由于持续性感染或增生性瘢痕用手不能牵拉出来

这种情况发生在淋巴水肿、阴茎阴囊象皮肿、创伤后盆腔骨移位 [8]、肥胖症和减肥后大量皮肤冗余。此外，不适当的腹部整形手术后的组织下垂可以包裹阴茎。另一个医源性原因是包皮环切术后过多的瘢痕挛缩所致。

包裹在软组织内的阴茎很可能感染，开始了进一步隐匿和整体病情持续恶化的恶性循环。

在文献中，"埋藏式阴茎"一词常被用来描述阴茎被包围在周围组织中的任何情况。然而，根据 Maizel 的分类（表5-3），这种情况一般应称为隐匿式阴茎，而埋藏式阴茎仅指隐藏在耻骨部位组织中的阴茎。此外，它区分了埋藏式阴茎、受困式阴茎和束带式阴茎。然而，所有这些发现往往同时发生 [4]。因此，"埋""隐""不明显""隐藏"等词语的互换使用是合理的。尽管存在上述定义的问题，但治疗理念和提出的手术方法适用于各种形式的埋藏式阴茎。

表5-3   Maizels 等 [7] 隐匿式阴茎的分类：隐匿式阴茎是一种不明显的阴茎，可分为 3 个亚组

BP	埋藏在耻骨前组织内，因为没有皮肤附着在阴茎体上
WP	缺乏阴囊角；WP 特征是皮肤的腹侧褶皱连接远端阴茎体和阴囊，隐藏了阴茎阴囊角
TP	隐藏在瘢痕内；TP 通常是对隐匿的阴茎进行轻率的包皮环切的结果；较少的情况下，它可能是由于其他病理疾病手术的结果

BP. 埋藏式阴茎；WP. 束带式阴茎；TP. 受困式阴茎

埋藏的阴茎，尤其是成年人的，通常不会被发现。由于患者的害羞感和相关文献资料较少，真正的发病率和问题本身仍然是未知的。随着减肥后个体数量的快速增长，要求解决这一问题的患者数量也在不断增加。

埋藏的阴茎是一种使男性非常缺乏阳刚的状态。因此，一旦确诊，应向患者提供足够的信息和手术治疗的可能性。专门从事腹部整形手术的外科医师和泌尿科医师应该特别注意这一点，因为他们最有可能在患者身上发现埋藏的阴茎。

尽管可能会有并发症，但术后生活方式和卫生标准的改善非常高，会让患者和医师都非常满意。

接诊患者

计划一个正确的手术去治疗埋藏的阴茎，必须首先确定所有潜在的疾病。治疗包括 5 个手术步骤，有些是必须的，有些是可选的（图 5-12），取决于病情的严重程度，具体步骤如下。

- 脂肪皮肤切除术（可选）。
- 阴阜提升术（必选）联合可能的脂肪抽吸术（可选）。
- 阴茎脱套术（必选）联合可能的组织切除（可选）。
- 悬韧带切开术（可选）。
- 阴茎皮肤缺损修复术（必选）。

存在大范围减肥后松弛的情况下，必须计划进行皮肤脂肪切除术，因为它会对阴阜施加机械压力，导致阴阜下垂。

冗余的耻骨上组织通常是阴茎隐匿的主要原因，因此必须将其提升整形。如果患者受到淋巴水肿的影响，或者耻骨上组织非常厚，建议进行抽脂手术，直接切除深层的耻骨上脂肪，以便在耻骨前组织提升之前减少其体积。由于潜在的淋巴管损伤，脂肪抽吸和脂肪修薄必须仅限于选定的严重病例。它还需要术后持续性的压迫。

如果术前检查不能将阴茎用手牵拉出来，或存在勃起功能障碍、畸形、瘢痕、硬化组织和持续感染，则必须切除阴茎外层。在这种情况下，必须设计软组织覆盖。此时应评估阴囊组织的可用性，以便在皮瓣和植皮之间做出选择。

由于复发率非常高，肥胖患者的阴茎被埋没，只有在紧急情况下才需要手术，如严重炎症、排尿障碍和硬化性苔藓。除了上述所有步骤外，该手术还需要松解基底韧带和阴茎悬韧带，以延长阴茎和将阴茎从脂肪软组织大块堆积中牵拉出来。

（二）外科技巧（可选和必选的手术步骤）

强烈建议在全身麻醉下进行手术。患者采用截石位，两大腿轻微分叉。经细致消毒后，插入导尿管。

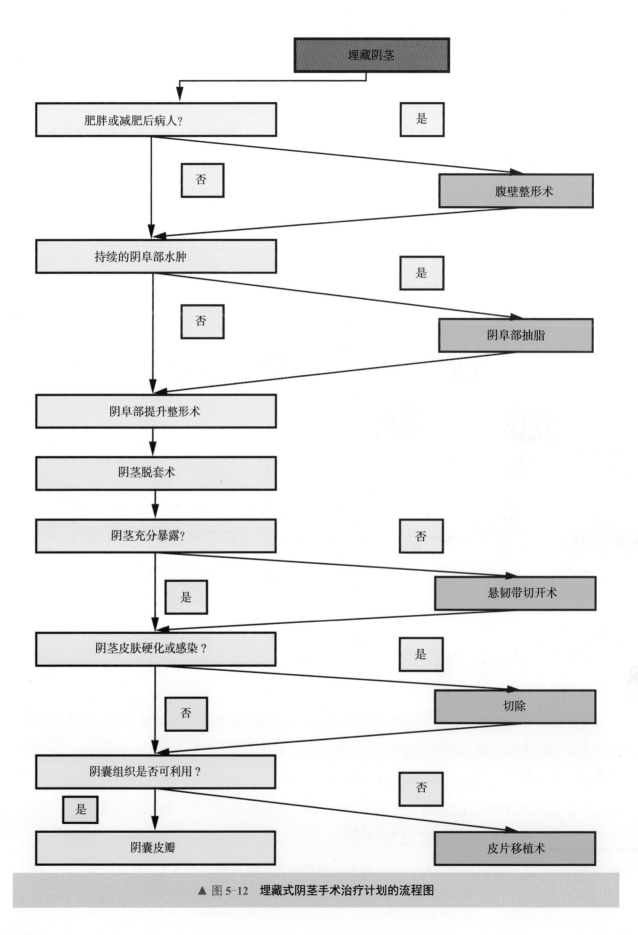

▲ 图 5-12 埋藏式阴茎手术治疗计划的流程图

步骤 I：腹壁整形术或脂肪切除术（可选）

这些手术对减肥和肥胖患者是必要的，否则可以跳过他们。在腹部成形术中，自然粘连区通常会松动。因此，如果软组织没有充分减少，没有任何悬吊，可能会进一步下陷，从而加重阴茎的隐匿性（图 5-13，图 5-14A）。由于这个原因，切除必须是彻底和精心计划的。由于新的粘连区域可能会沿着术后伤口的瘢痕组织形成，所以切口下缘的位置要非常低，在阴茎根部以上 3~4cm处。以这种方式，新的附着区将立即在阴茎上方形成，以保护它不再隐匿。

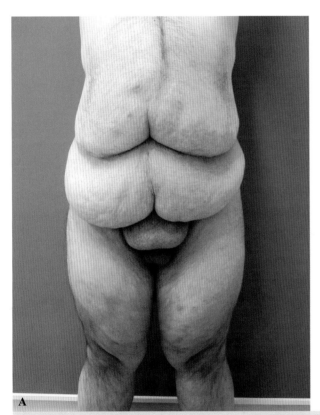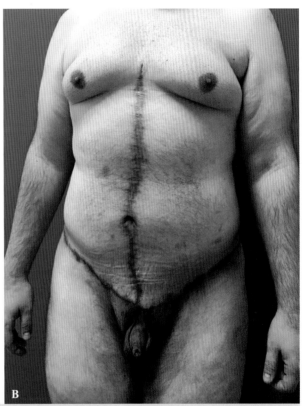

▲ 图 5-13　埋藏式阴茎 I 级（假性埋藏式阴茎）
A. 手术前；B. 行耻骨上腹壁成形术后 6 周，切除 8.2kg 多余皮肤脂肪（步骤 1 和步骤 2）

步骤 II：阴阜提升术（必选）

通过阴阜提升术重新定位阴茎是治疗的必要部分。对于非常厚的耻骨上脂肪组织或明显的淋巴水肿，首先通过两个耻骨切口进行肿胀抽脂（图 5-15A）。如果进行了皮肤脂肪切除术，则不需要进一步的皮肤切口。否则，在抽脂后，多余的耻骨上组织通过夹捏、标记并切除，直到腹直肌筋膜。尾侧方剩余的耻骨上脂肪和皮肤从筋膜层进一步完全掀起，并与腹股沟环、精索和神经血管束逐渐分离，不能对这些结构造成任何损害。当阴茎体近端暴露时，皮下分离就结束了。然后将剩余的脂肪从耻骨上区皮瓣上锐性切除，留下 1~2cm 厚的皮下组织。之后，皮瓣在适当张力下

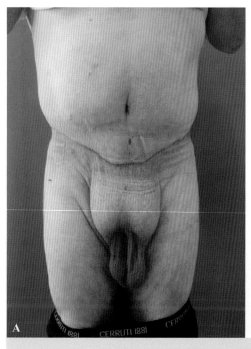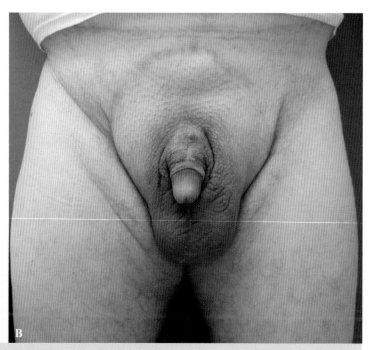

▲ 图 5-14　埋藏式阴茎Ⅲb级患者（Boliglowa 等 [3]）

A. 术前（12 个月前行腹壁成形术，有加重的阴茎下陷情况）；B. 术后 12 个月所见

向头侧牵引，让阴茎基底部重新定位略高于耻骨联合。在腹股沟外环水平将皮瓣用不可吸收缝线（0–0 号聚乙烯线）固定到腹直肌筋膜上。为了很好的稳定性，这些缝线应该固定到耻骨上区皮瓣的深筋膜和腹直肌筋膜上。在皮瓣分离和皮瓣固定时，特别注意不要损伤精索和血管。放置至少2 根引流管后，皮肤分 3 层封闭。重要的是不要直接在精索上封闭皮肤，因为瘢痕组织可能会引起粘连，从而导致继发功能障碍。

如果术前阴茎耻骨角和阴茎阴囊角形状良好（假埋藏性阴茎），则在皮肤脂肪切除或腹壁成形术联合阴阜提升后无须进一步操作（图 5–13）。

步骤Ⅲ：阴茎脱套术（必选）

进一步手术的必选步骤是阴茎脱套术，恢复其与周围组织的解剖关系。为了帮助皮下分离和评估皮肤缺损，阴茎被注射药物 10μg 前列腺素 E_2（前列地尔）到阴茎海绵体，使阴茎勃起直立。然后在离冠状沟 2～3mm 处做圆周形切口。从这个切口开始进行剥离，将阴茎浅筋膜（阴茎肉膜）与阴茎深筋膜（Buck 筋膜）分离（图 5–15B 和 C）。后者应该保持完整，因为它提供稳定性和阴茎主要的深静脉，对维持勃起至关重要。肥厚性瘢痕、包茎环、硬化或感染的皮肤、肉膜必须全部切除。当阴茎深筋膜全暴露时，考虑用阴囊皮瓣覆盖，阴囊在同一个层次剥离，阴囊肉膜从精索外筋膜层掀起。

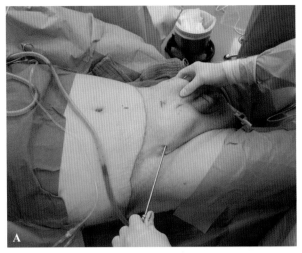

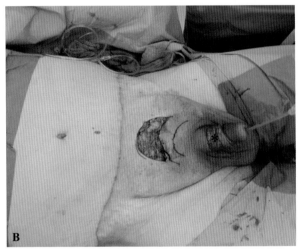

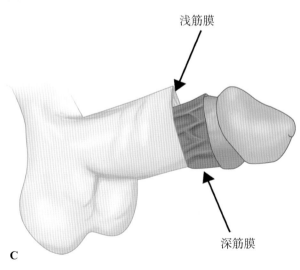

浅筋膜

深筋膜

▲ 图 5-15　阴阜提升术与阴茎脱套术

A. 耻骨上阴阜区吸脂术。B. 阴茎沿深筋膜剥离。* 表示深筋膜；注意冠状沟下方左侧的皮肤环。C. 浅筋脉和深筋膜之间的解剖示意图（经 Boliglowa 等许可转载）

为了重建阴茎阴囊角，两根永久性的缝线（2-0 聚乙烯缝线）缝合在 4 点钟和 8 点钟，位于白膜和暴露精索外筋膜远端终点之间。然后通过 2 点钟和 10 点钟位置，将白膜固定在耻骨骨膜上，重新确定阴茎耻骨连接处。

步骤Ⅳ：悬韧带切开术（可选）

如果有必要的话，可以对阴茎基底韧带和悬韧带进行分离。基底韧带是 Scarpa 筋膜的增厚延伸，位于表面。先前暴露的深筋膜与阴茎悬韧带相连；因此，后者可以很容易地沿着深筋膜背侧定位，然后在耻骨联合近端被锐性切开。

步骤Ⅴ：阴茎覆盖修复术（必选）

评估覆盖阴茎需要的皮肤量是基于阴茎勃起状态下的尺寸。皮瓣需要足够大，而不会产生任何张力。

更小的缺损可以通过在阴茎阴囊交界处 Z 成形术 [2, 10] 或从耻骨和阴囊区域的圆环形袖状推进皮瓣修复。假如是单纯的蹼状阴茎，仅腹侧皮肤缺乏，阴囊皮肤的推进皮瓣，比如，腹侧中缝阴囊皮瓣 [15] 可提供足够的覆盖。用阴囊皮瓣可以轻松地修复较大的区域（图 5-16A 至 C），方法为将先前剥离的阴茎圆筒状皮肤和阴囊皮肤分成两半，形成 2 个皮瓣；然后沿着轴的背侧两边推进和旋转；深层和真皮层用可吸收缝线（3-0 聚乙醇酸线）缝合；沿着阴茎背部中线到冠状沟表面，用不可吸收缝线（4-0 丙烯线）将皮肤对位缝合。

阴茎的切口是用不黏的纱布敷料包扎。

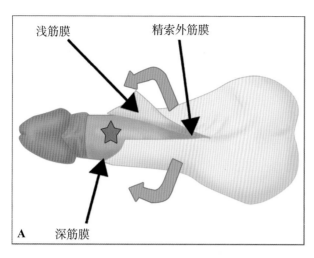
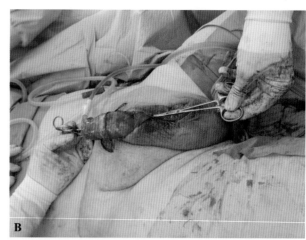
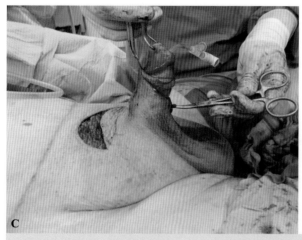
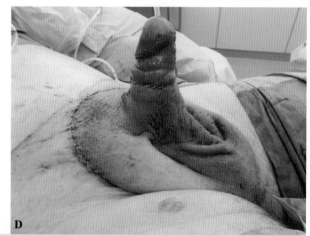

▲ 图 5-16　阴囊皮瓣覆盖阴茎

A. 阴囊皮瓣设计示意图；B. 皮瓣的制备；C. 阴囊皮瓣推进以覆盖阴茎；D. 术后所见

　　如果阴囊皮肤不可用或缺损太大，则需要植皮。断层皮片 [10, 13] 和全厚皮肤移植均可应用。考虑到皮肤的弹性和后期的挛缩，后者是首选的。移植后，阴茎必须在 75mmHg 的大气压下，用负压真空辅助系统连续引流 5 天。

（三）术后护理

　　按照植皮固定的需要，经尿道留置的导管至少保留 3～5 天。由于手术是在易受污染的地方进行的，应该遵照医嘱使用一个疗程的广谱抗生素（如含 β- 内酰胺酶抑制药的氨基青霉素），一般建议 1 周时间。术后疼痛常被报道，因此必须给予足够的镇痛药。

　　为了减少水肿和增加缝合线的稳定性，建议术后 8 周内穿带有阴茎开孔的紧身衣。拆线后应立即鼓励阴茎勃起；然而，任何进一步的机械压力，比如滚雪球式的性活动，都要在术后 4 周内避免使用。过了这一时期后，对于已经拉出的阴茎，使用阴茎泵对其进行辅助治疗是非常有意义的。

（四）并发症及并发症的护理

在长期的术后随访中，各种类型的埋藏阴茎患者均获得了满意的结果[1, 3, 12]。尽管存在潜在的并发症，他们强调有显著改善的性生活、身体卫生和排尿（Hughes DM 2016）[3, 4, 6]。其并发症的发生率和类型因埋藏阴茎的严重程度不同有很大的差异。

手术后可能会出现以下的并发症，如淋巴水肿、固定缝合线不足、部分或完全复发、伤口延迟愈合和裂开、裂开、感染等。

同时，许多患者的龟头感觉下降。这个问题会在 3～6 个月自行恢复，不需要任何医疗或生活方式措施干预。

➤**淋巴水肿**：术后 6 个月常伴有淋巴水肿[2, 4, 10, 12]。这是很难预防的，因为手术是在大量的淋巴结附近区域进行的。带有阴茎开孔的紧身衣压迫有助于明显减轻症状。同时，建议经常使用阴茎泵。

➤**缝合线固定不足**：在长期随访中，经常观察到缝合线固定不足[2, 3, 13]。尽管有继发性下垂，但最终结果总是比术前好，使阴茎隐匿症状不再出现。如果需要，这种并发症可以通过门诊手术，在勃起的阴茎上经小切口固定新的缝合线来轻松治疗。

➤**复发**：据文献报道，隐匿阴茎的复发率高达 20%，几乎只出现在肥胖患者[4, 6, 14, 15]。如果发生这种情况，必须再次手术，同时要切断阴茎悬韧带。还应鼓励患者进行减肥手术。

➤**切口裂开**：较小的并发症，如切口裂开或感染是罕见的。单纯创面裂开应尽量保守处理。更大的切口裂开通常是由于机械压力（比如血肿或多余皮肤脂肪切除不充分）继发引起的，所以要正确的评估和充分的处理。

➤**感染**：尽管有抗生素预防，感染还是会发生。通过微生物学试验，如果发现有细菌，应该使用广谱抗生素。在门诊方案中，通常使用左氧氟沙星，如果发生全身性感染，患者必须住院，并通过静脉注射广谱抗生素（比如哌拉西林 / 他唑巴坦）。

备忘录

- 阴阜皮肤脂肪堆积出现→作为第一步，计划皮肤脂肪切除术 / 腹壁整形术。
- 淋巴水肿→计划收紧耻骨上组织（脂肪抽吸或开放式切除）。
- 存在瘢痕（比如：包皮环切术后）、硬化组织、无法用手牵拉出阴茎、勃起障碍或变形→计划剥离（脱套）和切除不可用的组织。
- 如果覆盖需要→创建局部可利用的组织覆盖修复。
- 肥胖症→考虑松解阴茎悬韧带。

拓展阅读

[1] Adham MN, Teimourian B, Mosca P. Buried penis release in adults with suction lipectomy and abdominoplasty. Plast Reconstr Surg. 2000; 106(4):840–844

[2] Alter GJ. Pubic contouring after massive weight loss in men and women: correction of hidden penis, mons ptosis, and labia majora enlargement. Plast Reconstr Surg. 2012; 130(4):936–947

[3] Boliglowa DK, Ryu SM, Ebrahim T, Menke H. Plastic surgical correction of buried penis. Handchir Mikrochir Plast Chir. 2017; 49(2):85–90

[4] Borsellino A, Spagnoli A, Vallasciani S, Martini L, Ferro F. Surgical approach to concealed penis: technical refinements and outcome. Urology 2007; 69(6):1195–1198

[5] Hughes DB, Perez E, Garcia RM, Aragón OR, Erdmann D. Sexual and overall quality of life improvements after surgical correction of "buried penis". Ann Plast Surg. 2016; 76(5):532–535

[6] King ICC, Tahir A, Ramanathan C, Siddiqui H. Buried penis: evaluation of outcomes in children and adults, modification of a unified treatment algorithm, and review of the literature. ISRN Urol. 2013; 2013:109349

[7] Maizels M, Zaontz M, Donovan J, Bushnick PN, Firlit CF. Surgical correction of the buried penis: description of a classification system and a technique to correct the disorder. J Urol. 1986; 136 (1 Pt 2):268–271

[8] Masuda H, Azuma H, Segawa N, et al. Surgical correction of buried penis after traffic accident - a case report. BMC Urol. 2004:5

[9] Mirastschijski U, Schwenke C, Melchior S, Cedidi C. Buried penis: a comprehensive review on aetiology, classification and plasticsurgical reconstruction. Handchir Mikrochir Plast Chir. 2017; 49 (2):78–84

[10] Pestana IA, Greenfield JM, Walsh M, Donatucci CF, Erdmann D. Management of "buried" penis in adulthood: an overview. Plast Reconstr Surg. 2009; 124(4):1186–1195

[11] Sattler DRA, Altmann S, Infanger M, et al. Genital reconstruction after weight loss in adipose male patients: a case report. Eplasty. 2014; 14:e14

[12] Shaeer O, Shaeer K. Revealing the buried penis in adults. J Sex Med. 2009; 6(3):876–885

[13] Tang SH, Kamat D, Santucci RA. Modern management of adultacquired burried penis. Urology 2008;72(1):124–127

[14] Tausch TJ, Tachibana I, Siegel JA, Hoxworth R, Scott JM, Morey AF. Classification system for individualized treatment of adult buried penis syndrome. Plast Reconstr Surg. 2016; 138(3):703–711

[15] Westerman ME, Tausch TJ, Zhao LC, et al. Ventral slit scrotal flap: a new outpatient surgical option for reconstruction of adult buried penis syndrome. Urology. 2015; 85(6):1501–1504

第6章 易性癖

Transsexualism

U. M. Rieger　G. Djedovic　M. Sohn　S. Morath　J. Schaff **著**

张　娅　林　涛 **译**

钟晓红 **校**

一、基础原则

当男性或女性患者提出寻求性别重置手术时，外科医师必须确定这种干预的医疗是否符合法律要求。这需要在这一领域有经验的精神科医师或医学精神治疗医师以书面形式对适应证作出适当的说明。此外，这一声明必须表明对易性癖的诊断已经得到证实，并且符合当前治疗标准的要求。

在获得完整的病史并进行完整的检查后，制订个性化的手术治疗方案。患者必须全面知情，手术前应获得患者的知情同意。他们必须对术后结果和可能的并发症有详细的了解。

注意：在适用的情况下，相关的卫生保健提供者必须出具确认的费用范围。

二、男性变女性易性癖

（一）历史

早在 20 世纪 20 年代，德国就有关于变装者进行变性手术的报道。又过了 30 年，美国性学家 Harry Benjamin 才提出了异装症和易性癖之间的区别，这一区别直到今天还存在于 ICD-10 分类（国际疾病及相关健康问题统计分类的第十次修订）中，从 F64.0 到 F64.9。

1956 年，妇科医师 Georges Burou 在 Casablanca 建立了一个重要的里程碑，他为一名男变女变性患者实施了世界第一例变性手术。Georges Burou 医师在膀胱和前列腺之间创造了一个阴道腔，并用一个内翻倒置的阴茎皮瓣覆盖。以这种方式成功完成的变性手术使得这项技术获得了全世界的认可。为这些患者提供后期护理的妇科医师联系布鲁医师研究这项技术。直到 20 世纪 70 年代初，这种方法才开始在各国广泛使用。此后，该方法的各个方面都有了进一步的发展。即使在今天，Burou 医师首创的阴茎皮瓣逆行阴道成形术仍然是最常用的方法。

（二）治疗目的

男变女变性者变性手术的目的是使性器官在外形和功能上最接近自然女性性器官。这需要构建一个足够深度和宽度的新阴道，以允许性交。额外的要求包括当性兴奋时有足够的敏感性和润滑能力。阴户还应包括一个敏感的阴蒂与包皮，以及大阴唇和小阴唇。尿道的外孔必须定位好，以便患者能方便地以坐位排尿。

（三）手术步骤

实现上述目标的手术方法多种多样，但存在较大差异。然而，对于手术步骤的顺序有一个强烈的共识。

1. 双侧睾丸切除术。

2. 阴茎切除加海绵体切除。

3. 新阴道腔的剥离，带有敏感的内膜。

4. 女性尿道开口的构建。

5. 再造阴唇和阴蒂构成的女性阴户。

各种睾丸切除技术是可行的。这些包括暴露睾丸和精索直到腹股沟管然后结扎并移除它们。

阴茎的切除包括从浅筋膜和深筋脉之间的皮肤下解剖阴茎。然后暴露和解剖龟头，特别注意不损伤背侧神经血管束。神经血管束可以在放大镜下（双目放大镜）解剖，也可以在原位留下一条勃起组织以保护神经血管束。尿道沿阴茎基底部与阴茎海绵体分离，在皮肤下水平分开，环状缝合倒置的阴茎皮肤。根据具体的手术方法，将海绵体切除到一定的深度甚至完全切除。

新阴道腔的解剖从会阴的纤维中点——中央腱开始。这种结构形成球海绵体、外括约肌、提肛肌和会阴横肌的连接处。将中央肌腱分开后，外科医师在前列腺后的直肠膀胱囊中，将新阴道腔解剖至两层直肠前筋膜之间。

阴道内壁成形有以下几种选择。

• 阴茎皮肤翻转内置。

• 阴茎皮肤翻转内置，联合游离皮肤移植。

- 阴茎皮肤翻转联合带蒂皮瓣手术。

- 其他选择，如带蒂肠段和各种皮瓣（游离或带蒂）。

在简单的翻转内置技术，阴茎皮肤是倒置的，用来形成新阴道的衬里。仅仅在阴茎皮肤上施加压力不足以创造出足够深度的阴道，这也需要松解调动耻骨和小腹的皮肤。这就造成了外阴中部在耻骨联合上的张力。深部保留缝线，可以通过腹腔镜放置，建议使用纤维蛋白胶固定，以减少术后向下脱垂的风险。尽管如此，逆行内置的阴茎皮肤在术后阶段脱出甚至完全脱出也是比较常见的。

阴茎皮肤的张力经常会在外阴部中线处形成一个凹陷瘢痕。用这种方法构建阴蒂帽和小阴唇在技术上是困难的，因此它通常不被尝试在主要的手术中。术后6个月左右，瘢痕形成稳定后，可以用单个皮瓣矫正外阴部中线的凹陷，也可以用包皮覆盖阴蒂。第二步通常也需要加深阴道入口。在做过包皮环切手术的患者或阴茎较小的患者中，使用这种方法会遇到困难，这就是为什么推荐额外的皮肤移植的原因。

来自生殖器区域的游离皮肤移植物主要是阴囊皮肤移植物，可以在不造成供者额外部位缺陷的情况下获取。中厚皮片移植物显示出术后过度强烈的收缩倾向。因此，全层皮肤移植通常是首选的。尿道也可以为局部皮瓣提供组织。为了解决皮肤缩短至阴茎根部的情况，可以纵向的切开阴茎皮肤，整合形成倒置的阴茎皮瓣。这使得润滑阴道成为可能。当没有足够的阴茎皮肤可用时，可以使用阴囊皮肤制作一个以后方为蒂的阴囊皮瓣来达到足够的阴道深度。

由于肠壁表面纹理和可用长度，带蒂肠瓣常被建议作为新阴道内膜。考虑到该手术造成额外的腹腔内组织的损伤和其可能带来的并发症，大多数外科医师不再把这种类型的手术作为主要的选择。其他带蒂皮瓣如阴股沟皮瓣或股内侧皮瓣，由于其供区部位的病变及皮瓣厚度的原因，并未获得广泛的欢迎。

阴蒂是由龟头形成的，切除部分龟头的表皮和组织缩小至适合大小。然后将其作为带蒂皮瓣固定于重建的尿道口之上。

大阴唇是由残留的阴囊外侧皮肤形成的。利用软组织充填皮下以保持大阴唇的外形。

Schaff 和 Morath 的组合方法

鉴于男性到女性变性者的生殖器手术的复杂性，以及缺乏统一的手术方法，Schaff 和 Morath 以这样一种方式组合了手术的组成部分，为患者实现了最佳的功能和美学效果。这种标准化组合方法的步骤如下所述。我们可以首先注意到，之所以选择组合方法这个术语，是因为阴道内膜是由不同类型的皮肤组成的（图6-1）。

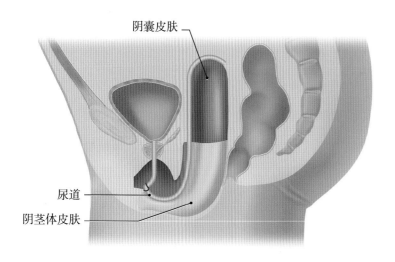

阴囊皮肤

尿道

阴茎体皮肤

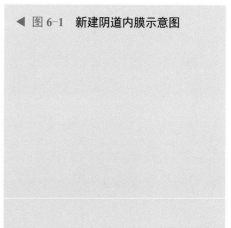

◀ 图 6-1 新建阴道内膜示意图

（四）术前准备

在咨询了内分泌主治医师并评估了特定病例血栓形成的风险后，雌激素在术前相应减少或停用。在首次会诊后进行的术前同意讨论中，外科医师再次解释手术技术，并告知患者可能的风险和并发症。除了手术的一般风险，如感染、出血、伤口愈合受损和褥疮损伤外，还必须特别强调以下几个方面。

- 血流灌注减少导致坏死。
- 由于神经血管束损伤引起的阴蒂神经损伤和感觉缺陷。
- 邻近内脏器官的损伤，尤其指肠、膀胱和尿道，并由此造成瘘管。
- 移植的皮肤没有愈合。
- 新建阴道的挛缩。
- 尿道口狭窄。
- 需要再次手术矫正。

患者在手术前 1 天住进病房。除了常规的术前诊断外，患者还需要接受彻底的肠道准备，以使其当肠损伤需要缝合时，发生感染或继发瘘管形成的风险最小化。

（五）体位

患者平卧于手术台上，双腿外展。为了解剖阴道，她被放置在一个头朝下的位置。为了避免对腓浅神经的损伤，也为了避免筋膜室综合征，腿不能放置在截石位。这对于一个平均持续 3～4h 的手术来说是很重要的。

（六）手术技术

变性手术有两个目的：① 创造敏感、润滑、足够深的新阴道；② 构造一个新的女性外阴。

当 3 种不同类型的皮肤同时用于阴道内层时，可获得最佳的功能性和美容效果。阴茎翻转内置的皮瓣用于阴道的入口。由于这种方法只在阴部使用，它既不需要破坏腹部皮肤，也不造成耻骨联合的张力，因为腹部皮肤动用有损伤皮肤感觉神经的风险。这意味着耻骨上阴阜仍然是完全自然和无瘢痕的。这在很大程度上消除了阴道脱垂的风险，也就不需要额外的深度缝合。

这种联合方法不需要后方阴囊皮瓣，阴囊皮肤脱毛，也避免了不美观的漏斗状阴囊。因此，阴囊皮肤被用作阴道深处的游离皮肤移植。在睾丸切除前采集皮肤（图 6-2），放置前将皮肤修整变薄，以便几乎所有毛囊都被切除。阴囊皮肤可以在不产生供区部位的额外缺陷或瘢痕的情况下获取，这使它比任何其他游离皮肤移植更可取。对于小阴茎和阴囊不能提供足够皮肤的患者，可以从大腿内侧获得额外的游离皮肤移植物。

一个重要的方面是阴道产生润滑的能力。经验表明，阴茎和阴囊皮肤不能单独提供这一点。由于尿道实际上是理想的，因此不能切除。为了避免危及这条狭长皮瓣的灌注，尿道勃起组织（尿道海绵体）最初要保持完整。如有需要，以后可以减少。无论阴茎大小或患者是否接受了包皮切除术，该技术都能使阴道获得足够大的内膜。如上所述，新阴道腔构建远至腹膜。

然后，阴道通过纵向切开阴茎皮肤，将其翻转到泡沫橡胶支架上，并将其缝合到分开的尿道上，在体外构建阴道。将极薄的阴囊皮肤缝合到远端以构建完成阴道内膜（图 6-3）。现在只是新

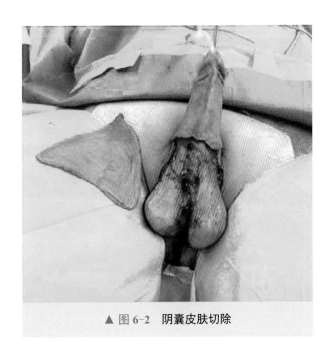

▲ 图 6-2　阴囊皮肤切除

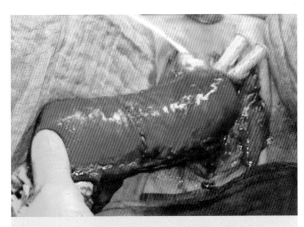

▲ 图 6-3　新阴道内衬有三种不同类型的皮肤

阴道翻转进入了新阴道腔。

阴蒂由龟头的背部和冠状沟的一部分构成。在这里，神经末梢的数量与高度敏感的尿道口周围神经末梢的数量一样多。包皮的内表面被劈开，这两部分保持高度敏感和良好的灌注，所以它们可以用于塑造小阴唇。整个解剖是在光学放大镜下进行的。

一旦阴茎皮肤被翻转倒置，没有张力，一个中心的 Y 形皮肤切口在其底部。其下的神经血管束被分成两层。龟头缩小现在变成了阴蒂，可以通过这个切口缝合到包皮的内层（图 6-4）。通过这种手术方式，整个包皮、阴蒂和小阴唇的复合体在主要过程中形成。其结果是阴蒂有了一个自然的外表和保护罩，就像它的生物对应物一样。

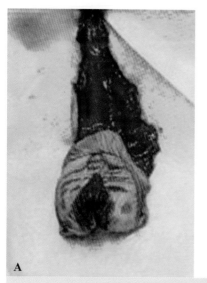 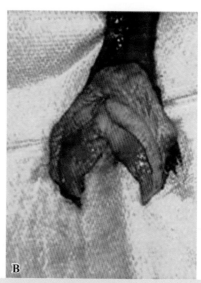 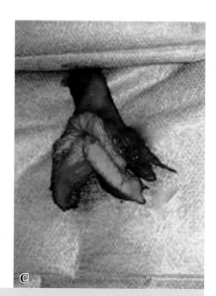

▲ 图 6-4　从阴茎的龟头构造新阴蒂

A. 解剖龟头背部神经血管束的蒂，为新阴蒂的后续构造做标记；B. 根据术前计划，行部分切除及去除表皮术后所见；C. 对新形成的阴蒂底部进行缝合后的情况

（七）手术后固定

将 2~3 根一次性女性导尿管置入新阴道内的泡沫橡胶支架内。导管将紧紧挤压的支架分开，增加压力到全层皮肤移植物上。但此压力不足以危及带蒂尿道上皮或倒置尿道的血流灌注。借助小的泡沫橡胶楔，阴蒂阴唇复合体被固定维持在理想的形状。楔形物也临时用缝合线固定（图 6-5）。外阴上方固定有泡沫橡胶垫，以防止肿胀或移位。这样做也是为了确保患者术后能立即活动。

（八）术后阶段

每天监测阴蒂和小阴唇的术后灌注情况。如果发现静脉淤滞或灌注减少，则应立即去除缝合的泡沫橡胶楔。然而，它们通常可以留在原位。患者通常可以在术后立即被移动。术后第 5 天将缝合的绷带和支架完全取出。之后，每天用盐水冲洗新阴道，填塞敷满软膏的敷料。建议同时局部联合使用酶和抗生素软膏。待尿道口完全愈合后，即可拔除留置导尿管。

一旦新阴道的切口稳定下来，扩张就开始了。这是用不同大小的泡沫做的橡胶支架，给患者在家里使用（图 6-6）。在住院期间，患者逐渐熟悉她们的新解剖结构和适当的伤口护理。她们只有在具备了清洁伤口的能力时才能出院，包括阴道冲洗、扩张和插入垫片。平均住院时间为 14 天。

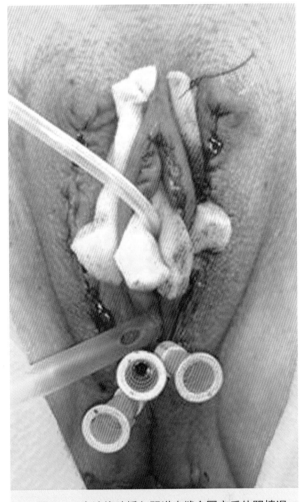

▲ 图 6-5　泡沫橡胶插入阴道内缝合固定后外阴情况

（九）术后护理

患者自己进行彻底的护理对取得良好的长期效果至关重要。为了避免阴道瘢痕和收缩，必须指导患者每天至少扩张阴道 3 次，持续 6 个月，然后冲洗，或持续插入垫片。当伤口完全愈合后，最初使用的软膏可以用含有泛醇和雌激素的软膏代替（图 6-7，图 6-8）。

（十）矫正手术

术后 6 个月内，如有一些不满意的问题，应尽早给予患者行矫正手术以达到优化效果。

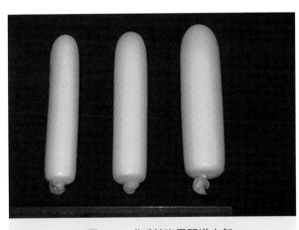

▲ 图 6-6　术后扩张用阴道支架

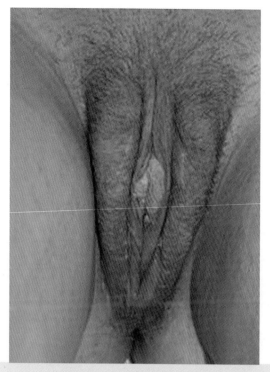

▲ 图 6-7　术后 6 个月的新外阴

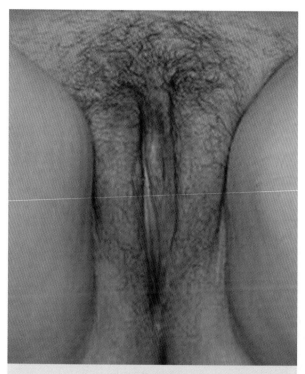

▲ 图 6-8　新女阴重建术后 8 个月

优化手术主要集中在以下几个方面：倒置尿道的勃起组织往往明显地过于突出，尤其是在患者兴奋的时候。在这种情况下，有海绵体缩小术的适应证。阴道后连合部通常太窄，可以通过简单的V-Y 成形术来扩大，从而缩短会阴。其他常见的抱怨包括大阴唇上多余的皮肤皱褶（通常被称为猫耳朵），可以切除。如有必要，有排尿时尿流偏离可通过尿道开口进行纠正手术或小阴唇不对称可以手术解决（图 6-9）。

（十一）并发症

术前、术中浸润含肾上腺素的生理盐水可明显减少术中出血。在钝性剥离血管之前切断血管，并在术后施加压迫，进一步降低了大量出血的风险。尽管如此，预防血栓始终是必要的。

血流灌注受损是围手术期最常见的并发症之一，有时会导致伤口愈合不良（图 6-10）、坏死和过度瘢痕。在外阴区域，偶尔会出现大阴唇和小阴唇的不对称（图 6-11），甚至是阴蒂的坏死。这通常是由于扭曲的长血管蒂或压迫它的血肿导致。表面伤口愈合不良通常可以保守处理。

注意：在符合临床适应证情况下，如伤口清创术、二次创面闭合术或瘢痕矫正术等矫正手术必须进行，以确保最佳的术后效果。

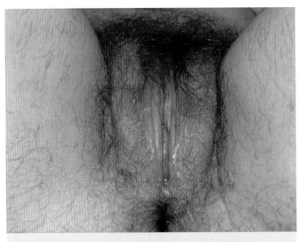

▲ 图 6-9　二次矫正手术后 11 个月的外阴

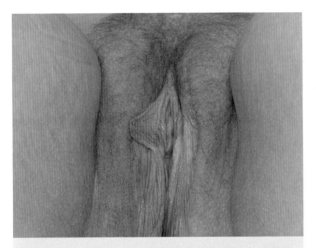

▲ 图 6-11　术后左侧小阴唇单侧坏死导致小阴唇不对称

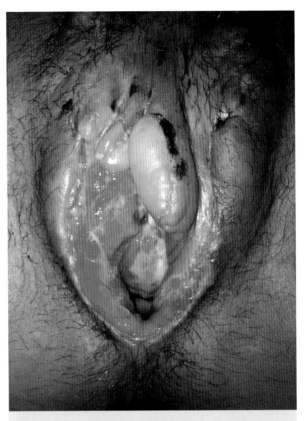

▲ 图 6-10　新阴道和外阴部分坏死，原因是术后血流灌注受损

然而，更严重的是那些导致新阴道功能损伤并影响其深度、宽度和弹性的并发症。阴茎皮肤部分或全部脱垂可以发生，特别是应用阴茎皮肤倒置技术。当新阴道的宽度和深度不够时，增加全层皮肤移植可以提高患者的性交能力，缓解性交困难。

阴茎皮肤倒置术由于会产生圆形瘢痕，因此常出现瘢痕性尿道口狭窄的问题。这个问题在联合手术中发生的次数要少得多，因为它只产生半圆形的瘢痕。

相邻结构的损伤风险主要取决于外科医师的经验。常规的肾上腺素生理盐水局部浸润有助于在钝性和锐性联合解剖中保持深部平面的良好暴露。当已进行了适当的术前肠道准备后，如果肠损伤发生，也可以通过缝合进行修复。

为了避免因患者放置体位引起的并发症，应避免将患者放置于截石位。正常情况下，将患者的双腿外展就足够了。然而，即使是最佳的体位也不能预防每一个损伤，这就是为什么在术前同意讨论时应该提到这一点。

三、女性变男性的易性癖

（一）背景

变性患者由女性向男性的变性手术涉及对身体各个部位的一系列手术干预。一个单一的公认的艺术状态存在，既不存在程序的顺序，也不存在所使用的技术。在每种情况下，都是功能性和审美性的，各方面都必须加以考虑。在与患者进行深入讨论的过程中，要对适应于特定患者的手术管理策略达成一致。

在女性转为男性的变性者中，阴茎状结构的构建总是需要大量的组织移位或移植。只有通过这种方法，才有可能形成一个类似于男性的结构。这个阴茎永远不会是一个真正的阴茎，而只会像一个阴茎。在功能上，它将允许在站立的位置排尿，提供性敏感度，并使性交成为可能。

前臂桡侧皮瓣的许多不同的术式变化是目前世界上最常见的技术去实现这一点。前臂桡侧皮瓣移植快速、可靠。试图获取桡骨的骨成分并使其变硬的努力未能取得预期的成功，结果是这种技术总是需要额外放置阴茎植入物（图 6-12）。

腓骨筋膜皮瓣长期以来被认为是一种较好的选择。该皮瓣包括部分长达 20cm 的腓骨，以确保足够的硬度进行性交。然而，该皮瓣的神经支配是不确定的，因为腓肠外侧皮神经的走行变异很大（图 6-13）。

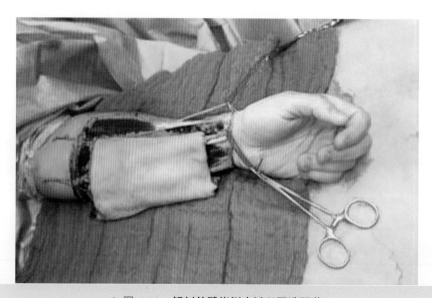

▲ 图 6-12　解剖前臂桡侧皮瓣以再造阴茎

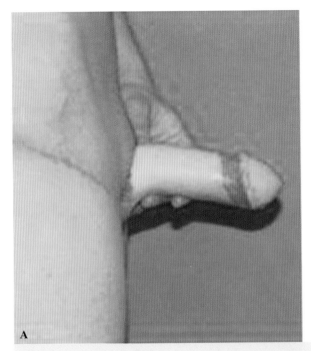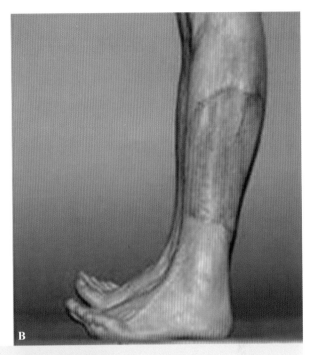

▲ 图 6-13　由腓骨筋膜皮瓣形成的新阴茎

A. 术后 6 个月的阴茎；B. 术后 6 个月下肢供区情况

注意：考虑到动脉的走行变异很大，皮瓣供区部位的缺损范围明显扩大，以及可能的并发症，该皮瓣只能用于在选定的病例中再造自体组织器官。

另一种选择是股前外侧皮瓣（ALT）。该皮瓣可作为带蒂筋膜岛状皮瓣掀起并旋转至生殖区域再造阴茎，或作为游离皮瓣使用（表 6–1）。

表 6–1　前臂桡侧皮瓣与 ALT 皮瓣再造阴茎的比较

	前臂桡侧皮瓣	ALT 皮瓣
敏感度	＋＋＋	＋＋
方法	标准，恒定解剖	中等，但不需要血管吻合
尺寸	通常较小	通常初期较厚
供区损伤	易被发现	可隐藏
阴茎假体	总是必要的	通常是必要的
手术时间（h）	6.2（5.1～8.2）	4.8（4.2～6.3）

ALT. 股前外侧；++. 只有保护的感觉；+++. 具有保护性和性敏感度

1. 手术步骤

女变男性别重置手术程序的顺序主要包括 4 个步骤。根据皮瓣的选择，术前最好行 CT 血管造影或 MRI 血管解剖研究。

(1) 皮下乳房切除术，在适用的情况下，结合阴道切除、子宫切除、卵巢切除、可能的尿道延伸，用全层皮肤移植再造一个尿道。

(2) 应用吻合血管游离皮瓣（如前臂桡侧皮瓣）或带蒂皮瓣 [如股前外侧（ALT）皮瓣] 重建新阴茎，适合的病例联合龟头重建。胸部的矫正手术可以在这一环节或在以下手术干预中进行。

(3) 阴囊成形术、睾丸植入物和龟头重建。

(4) 阴茎植入物的放置。

2. 乳房切除术

根据不同的解剖情况，乳房切除术可以采用不同的手术方法。要为患者选择理想的方法，必须同时考虑乳腺的大小和切除乳房后多余皮肤的数量。经验法则是，乳房下垂越大，皮肤的弹性就越小，收缩的可能性也就越小。因此，乳房下垂越大，手术的侵袭性越强，为了达到同样的效果，手术产生的瘢痕也越多。

所有性别重置乳房切除术技术的共同特点是，除了去除乳腺本身和多余的皮肤外，乳头乳晕复合体和乳头本身必须缩小，乳房下皱襞必须消除。在小乳房中，腺体可以通过乳晕边缘的切口切除，这也提供了同时缩小乳晕的机会。通过吸脂可以消除乳房下皱襞。

对于较大的、下垂的乳房，也可以通过乳晕切口进行皮下乳房切除术，但在这里，它与乳晕周围缩小术结合，以消除多余的皮肤。乳房下皱襞也同时通过吸脂手术消除。随着乳房的增大和下垂的增加，皮肤的剩余部分必须大大减少。在这种情况下，仅靠乳晕周围减少是不够的。乳头乳晕复合体必须转换成为下蒂的脂肪皮瓣和推进的上蒂皮瓣。如果存在乳头乳晕复合体血流灌注减少的风险，则可通过创建游离乳头瓣移植来进行乳房切除术。

在所有的手术技术中，建议采用抽脂术来去除多余的脂肪，包括乳房周围脂肪。由于性别重置手术干预是按顺序进行的，因此乳房的矫正，如不规则轮廓的修整或剩余多余脂肪的去除，可以在后续手术干预的范围内很容易地进行。

3. 子宫切除和卵巢切除

子宫切除和卵巢切除是按照标准的妇科方法进行的，有开放的手术也有腹腔镜的微创手术。在此，我们建议读者参考各自标准的妇科领域著作。

（二）前臂桡侧皮瓣阴茎成形术

这里所描述的吻合血管前臂桡侧皮瓣再造形成新的阴茎手术概念，与德国法兰克福美因河马库斯医院（U. M. Rieger 医学博士、副教授）提出的概念相一致。该手术由跨学科两个外科手术团队，一个整形手术团队和一个泌尿外科团队共同完成。泌尿科团队实施阴道切除或阴道闭合术，解剖受区的神经血管结构（腹壁下动脉和静脉、阴蒂背侧神经和大隐静脉），为血管神经吻合做好准备。

整形外科手术小组从非优势前臂获取前臂桡侧皮瓣。手术前必须进行艾伦 Allen 检查。只有在没有异常发现的情况下，该皮瓣才能被掀起而无须进一步的诊断研究。另外，如彩色双超或血管造影等其他检查可用于评估前臂的血管状况。

文献中描述了前臂桡侧皮瓣再造阴茎的各种方法。其中最常见的是张涤生和黄文义[10] 以及 Gottlieb 和 Levine[16]（图 6-14）所述的手术技术。

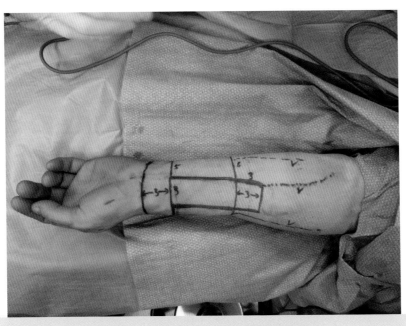

▲ 图 6-14　前臂桡侧皮瓣成形术（RFFP）
皮瓣设计根据 Gottlieb 和 Levine 术前标记

这两种皮瓣设计的主要区别在于新尿道的位置和同时进行新龟头重建的机会。出于这个原因，法兰克福外科概念更倾向于对大多数病例采用 Gottlieb 和 Levine[16] 所描述的手术技术。

这包括以典型的方式掀起前臂桡侧皮瓣。卷中的卷设计与卷起来的新尿道在皮瓣内需要一个大面积的皮瓣。

警示：重要的是要确保手术中即使是最小的筋膜下肌支和前臂筋膜也要包含在皮瓣内。

桡神经浅支的几个分支沿着前臂的桡侧分布。通常，两个这样的分支可以包括在皮瓣，一个分支几乎总是可以保留备用。

新尿道位于桡动脉血管轴上方的中央，宽度为 3cm。两边各有 2 条去除表皮的真皮带，每条约 0.5cm 宽。这些带子被缝合在一起形成一根管子。皮瓣的长度为 10cm，近端宽度为 6cm，远端宽度为 5cm。皮瓣的侧边均围绕新尿道闭合，形成新阴茎。完成后的阴茎将在背侧和腹侧的纵向缝合（图 6-15 至图 6-18）。

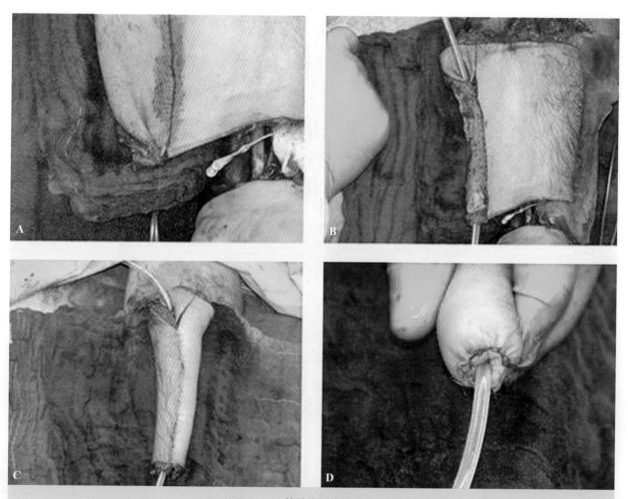

▲ 图 6-15　前臂桡侧皮瓣重建尿道

A. 前臂桡侧皮瓣，其外侧缘用于构建新尿道；B. 皮肤纵向切开后的情况。插入硅胶导尿管，翻转皮瓣的外侧边缘，形成尿道；C. 尿道成形并将其滚入前臂桡侧皮瓣剩余部分后的情况；D. 皮瓣远端完全卷入接合后的所见

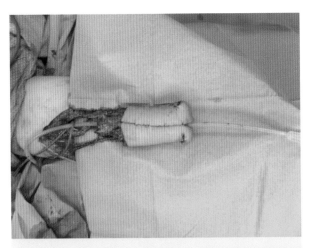

▲ 图 6-16　前臂桡侧皮瓣翻转成形再造阴茎，血管吻合前

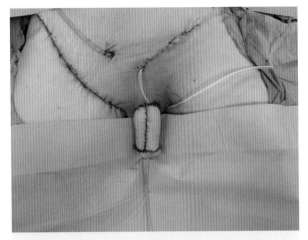

▲ 图 6-17　前臂桡侧皮瓣阴茎再造，血管吻合后

1. 新龟头再造

新阴茎建造完成后，由一个大的圆形局部皮瓣形成直径为 3cm 的新龟头。然后尿道向远端延伸进入新龟头 1～1.5cm 的去除表皮。前臂供区部位的缺损用来自腹股沟区域的全层皮肤移植修复（图 6-19）。冠状沟可以在几周后的第 2 次手术中用中厚皮片重建（图 6-20）。这个手术可与其他手术干预措施相结合完成。

2. 阴道切除术或阴道闭合术

当皮瓣被掀起并构建阴茎时，进行耻骨上膀胱切开术并解剖阴蒂和尿道。尿道从阴道前庭和小阴唇的带血管蒂的无毛皮肤形成一个管道，一直延伸到阴蒂的龟头。阴蒂的龟头经过去除表皮，从耻骨联合处切割下来，并从周围组织松解动员起来，直到勃起组织。阴蒂的背神经解剖暴露后，

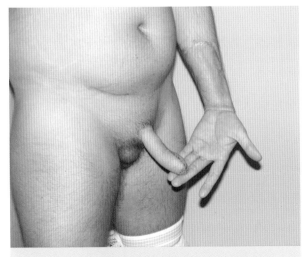

▲ 图 6-18　前臂桡侧皮瓣阴茎成形术后的情况

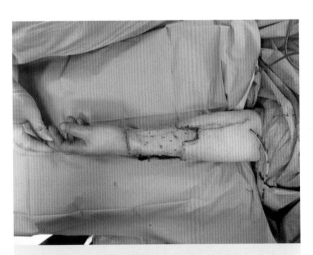

▲ 图 6-19　前臂供区覆盖来自腹股沟区的全层皮肤移植物

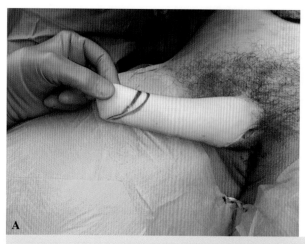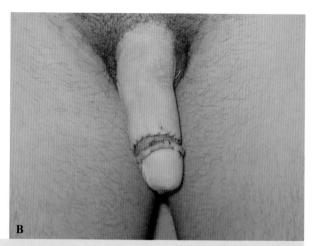

▲ 图 6-20　新龟头再造

A. 前臂桡侧阴茎成形术后的术中画线设计再造新龟头；B. 新龟头构建后的术后 2 周的情况

并通过放置哨卡来识别。这些神经与前臂桡侧皮瓣皮神经感觉支通过端侧吻合方式相连接。

然后用稀释的肾上腺素生理盐水溶液肿胀浸润阴道壁，术者在直肠内插入手指引导下通过环形切除整个阴道，膀胱被完全排空。剩余的小阴唇也被切除，会阴分层缝合封闭。大阴唇的皮肤留在原位，为睾丸植入物的后续放置提供一个类似阴囊的结构。

将构建的阴茎转移到会阴区。桡动脉和静脉与腹壁深下动脉和静脉在手术显微镜吻合。此外，还有 1～2 条前臂桡侧皮瓣的浅静脉吻合到大隐静脉。如上所述，前臂桡侧皮瓣的皮神经与阴蒂神经端侧神经缝合相连。最后是新阴茎的尿道与女性的原尿道的延长部分端端相吻合连接。

3. 阴囊成形术、睾丸植入物、阴茎植入物

需要矫正的新尿道出现瘘管或狭窄并不少见。在这种情况下，在初次手术后 8～12 周进行 2 次矫正手术。睾丸和阴茎植入物应在尿道愈合后 6 个月进行，且只有在阴茎有保护性触觉敏感度建立时才放置。用技术术语中来说，阴茎植入物的勃起部件被埋置固定在耻骨骨膜上的涤纶套中（图 6-21）。

阴囊的假体重建包括在大阴唇放置渗透活跃的睾丸植入物。这些植入物在 3 周内膨胀到正常睾丸的大小。

在大约 3 个月后的另一次手术中，通过植入阴囊泵和膀胱旁贮液器来激活阴茎植入物。其中一个睾丸植入物被去除，以促进这一点。泵装置被植入此空腔内（图 6-22）。

（三）带蒂股前外侧皮瓣阴茎成形术

股前外侧（ALT）皮瓣不能像前臂桡侧皮瓣那样卷起尿道，因为大腿皮肤过于僵硬。因此，必

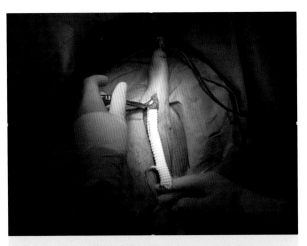

▲ 图 6-21　将涤纶套管勃起组件插入新阴茎中

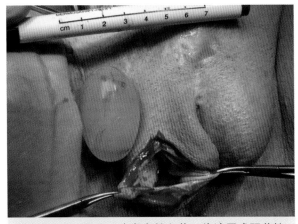

▲ 图 6-22　取下 1 个睾丸植入物，将液压式阴茎植入物的泵装置放在右侧新阴囊内

须通过全层皮肤移植来完成尿道构建。在乳房切除术中，所需的皮肤移植物可从下腹、腹股沟区或乳房处获取（图 6-23）。

皮肤移植物已经大大修薄了，移植后卷在导尿管，股前外侧（ALT）皮瓣通常在非优势的大腿上切取（图 6-24 C）。患者必须冲洗创建的尿道、扩张，保持开放的留置硅胶导管 6 个月。

在阴茎成形术开始时，对预先成形的尿道进行内窥镜检查，以确认其完好无损。只有这样，才有可能实现可靠的尿道吻合。在第一次手术中，通过在导尿管上卷起尿道沟来扩展尿道。

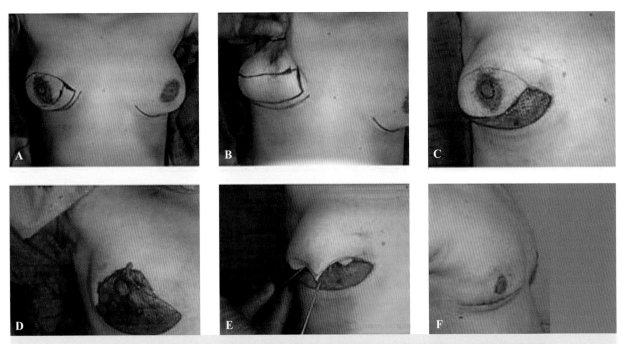

▲ 图 6-23　以乳头下方为蒂的皮下乳房切除术。同时采集全层皮肤移植物，以预先形成尿道

A. 以乳头下方为蒂的皮下乳房切除术的术前标记；B. 标记全层皮肤移植的供区位置；C. 获取全层皮肤移植物；D. 下蒂皮瓣去除表皮；E. 皮下隧道和乳头定位；F. 术后所见

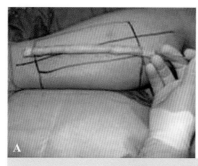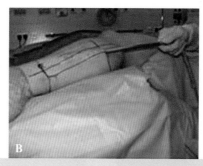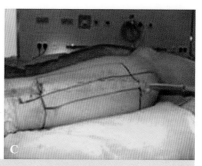

▲ 图 6-24　游离腓骨皮瓣形成小腿尿道

A. 全层皮肤移植物卷起导管；B. 经皮下隧道放置尿道移植物；C. 放置和缝合尿道移植物后所见

　　然后构建的阴茎以旋股外侧动脉和静脉降支及其穿支为筋膜皮瓣。通常穿支动脉穿过股外侧肌，所以这一部分肌肉也必须掀起。然后通过股直肌和缝匠肌下穿入耻骨区域，缝合到位（图 6-25）。

　　同样解剖后获取的股外侧神经可通过端侧和端端神经缝合与阴蒂神经连接（图 6-26）。

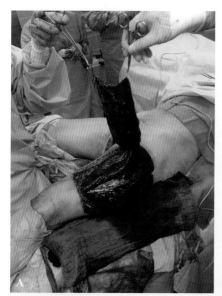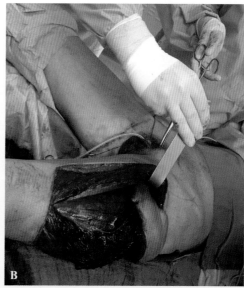

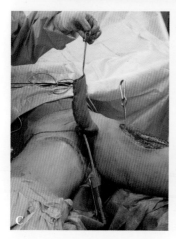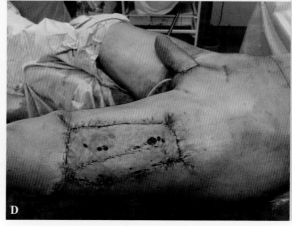

◀ 图 6-25　带蒂股前外侧（ALT）皮瓣阴茎成形术

A. 移位前的皮瓣掀起；B. 皮瓣经腹股沟皮下隧道移位；C. 皮瓣构建一个新阴茎；D. 新阴茎构建完成后的术后所见，并用皮肤移植物覆盖供区部位（图 A 和图 C 引自 Springer Nature，Transsexualitat Frau－zu－Mann，Schaff J.，Morath S.，2019）

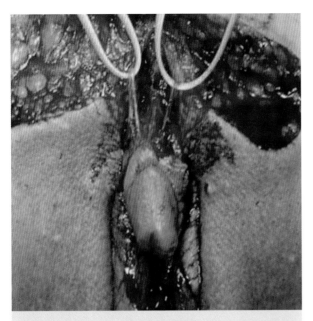

▲ 图 6-26 解剖剥离阴蒂背神经，使之与皮瓣神经吻合

预制形成的尿道可与延长的原尿道吻合。供区部位的缺损用来自对侧近端大腿内侧的全层皮肤移植物覆盖。手术通常需要 4～5h。在术后阶段，持续的临床血流灌注监测至关重要。血流灌注相关的并发症很少见。通常，因为女性大腿皮下脂肪组织肥厚，切取的皮瓣会比较臃肿。在尿道成形术的同时，第 1 次手术可以通过抽脂使皮瓣变薄。进一步修薄通常在第 3 次手术时进行，同时进行龟头重建和阴囊成形术（图 6-27）。

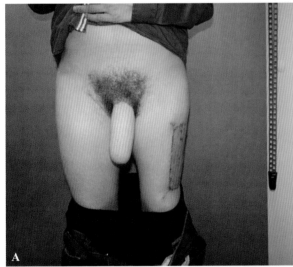

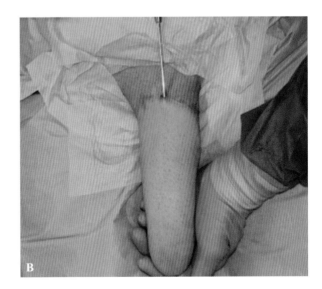

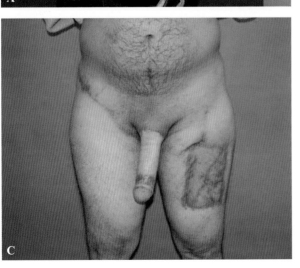

▲ 图 6-27 股前外侧皮瓣阴茎成形术
A. 术后 1 个月所见；B. 新阴茎通过抽脂术修薄塑形；C. 龟头成形后的新阴茎

1. 术后护理

新造阴茎周围的绷带应垂直包扎，避免对血管和吻合口产生张力。在手术后前几天持续监测血流灌注是必要的。在最初的 7～10 天，患者应卧床休息，留置导尿管 9 天。抗生素的使用时间是相同的。预防血栓形成包括应用低分子肝素。术后第 10 天，患者用前臂拐杖活动。一旦患者有足够的活动能力，他就可以出院了。然后要求他在 4～6 周后返回进行后续的检查随访。

2. 并发症

在所有病例中，血流灌注受损的发生率不到 5%。虽然由于睾酮的替代作用，血栓栓塞并发症的风险更高，但皮瓣的部分或完全坏死缺失是非常罕见的。由于危及皮瓣血液循环的风险，新阴茎最初没有完全卷起，也必须被视为一种并发症。当肿胀消退后，再用植皮将伤口闭合。至少在临床上，有必要对皮瓣进行严密的监测，并确保必要时可以在 24h 内进行再次手术。

注意：显微血管吻合的前臂桡侧皮瓣阴茎再造术是一种非常可靠的技术，并发症少。

最常见的并发症是尿道吻合口瘘和或狭窄。尿道瘘管和狭窄的发生率在 35%～45%，数量仍然很高。小瘘管可自行闭合。然而，较大的瘘管和狭窄往往需要手术治疗。首先，做一个小的切口，可使瘘管区域愈合。6 个月后，进行第 2 次尿道重建。关于阴茎和睾丸植入物，应告知患者植入物可能被挤压排出，可能存在植入物缺陷，以及可能需要进行再次手术。

3. 阴囊成形术、睾丸植入物、阴茎植入物

切除的小阴唇，修薄形成全厚皮片，只有在确认尿道功能正常且瘢痕形成过程基本完成后，才可用于龟头重建（图 6-28）。然后将 2 个大阴唇连接，通过单独的方法扩张，并植入睾丸植入物。1 个动力型阴茎植入物然后可以放置在最后一步进行。它由 2 个可膨胀的勃起部件、1 个储液器、1 个机械泵和连接的管道组成（图 6-29）。

警示：将一个大的异物（植入物）引入生殖区域意味着存在很大的感染风险。

然而，穿孔和泵故障也可能发生，导致在很多情况下需要去除植入物，通常需要紧急手术。尽管采取了所有预防措施，仍有大约 20% 的患者需要这样的再次手术（图 6-30，图 6-31）。

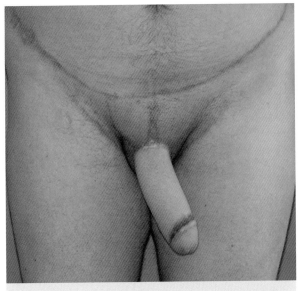

▲ 图 6-28　前臂桡侧皮瓣阴茎成形术龟头成形后

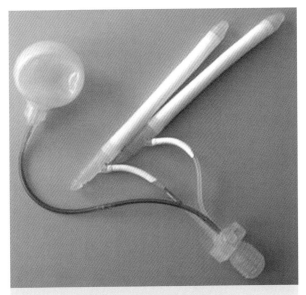

▲ 图 6-29　动力型阴茎植入体

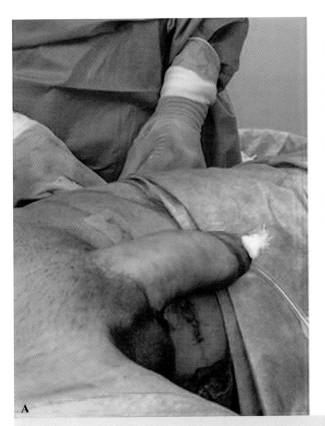

A

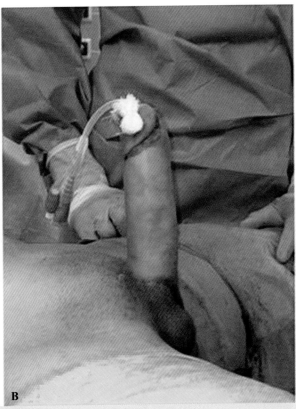

B

▲ 图 6-30　用前臂桡侧皮瓣构建阴茎，植入后立即验证动力型阴茎植入物的功能
A. 排空状态；B. 完全充盈后勃起的状态

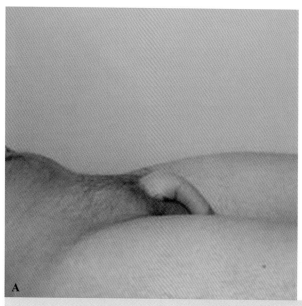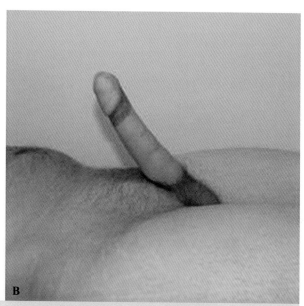

▲ 图 6-31 动力型阴茎植入物植入前臂桡侧皮瓣构建的阴茎内，6 个月后的结果
A. 排空状态；B. 完全充盈后勃起的状态

拓展阅读

[1] Abraham F. Genitalumwandlung an zwei männlichen Transvestiten. Z Sexwiss Sexpol. 1931; 18:223–226

[2] Baumeister S, Sohn M, Domke C, Exner K. Phalloplasty in female-tomale transsexuals: experience from 259 cases. Handchir Mikrochir Plast Chir. 2011; 43(4):215–221

[3] Becker S, Bosinski HAG, Clement U, et al. Standards der Behandlung und Begutachtung von Transsexuellen der Deutschen Gesellschaft für Sexualforschung, der Akademie für Sexualmedizin und der Gesellschaft für Sexualwissenschaft. Z Sexualforschung. 1997; 10:147–156

[4] Benjamin H. Transsexualism and transvestism as psychosomatic and somatopsychic syndromes. Am J Psychother. 1954; 8(2):219–230

[5] Benjamin H. Should surgery be performed on transsexuals? Am J Psychother. 1971; 25(1):74–82

[6] Biemer E. Penile construction by the radial arm flap. Clin Plast Surg. 1988; 15(3):425–430

[7] Bizic M, Kojovic V, Duisin D, et al. An overview of neovaginal reconstruction options in male to female transsexuals. Sci World J. 2014; 2014:638919

[8] Bucci S, Mazzon G, Liguori G, et al. Neovaginal prolapse in male-tofemale transsexuals: an 18-year-long experience. BioMed Res Int. 2014; 2014:240761

[9] Cairns TS, de Villiers W. Vaginoplasty. S Afr Med J. 1980; 57(2):50–55

[10] Chang TS, Hwang WY. Forearm flap in one-stage reconstruction of the penis. Plast Reconstr Surg. 1984; 74(2):251–258

[11] Doornaert M, Hoebeke P, Ceulemans P, T'Sjoen G, Heylens G, Monstrey S. Penile reconstruction with the radial forearm flap: an update. Handchir Mikrochir Plast Chir. 2011; 43(4):208–214

[12] Fang RH, Chen TJ, Chen TH. Anatomic study of vaginal width in maleto- female transsexual surgery. Plast Reconstr

Surg. 2003; 112(2): 511–514

[13] Franco T, Miranda LC, Franco D, Zaidhaft S, Aran M. Male-to-female transsexual surgery: experience at the UFRJ University Hospital. Rev Col Bras Cir. 2010; 37(6):426–434

[14] Giraldo F, Mora MJ, Solano A, González C, Smith-Fernández V. Male perineogenital anatomy and clinical applications in genital reconstructions and male-to-female sex reassignment surgery. Plast Reconstr Surg. 2002; 109(4):1301–1310

[15] Giraldo F, Esteva I, Bergero T, et al. Andalusia Gender Team. Corona glans clitoroplasty and urethropreputial vestibuloplasty in male-tofemale transsexuals: the vulval aesthetic refinement by the Andalusia Gender Team. Plast Reconstr Surg. 2004; 114(6):1543–1550

[16] Gottlieb LJ, Levine LA. A new design for the radial forearm free-flap phallic construction. Plast Reconstr Surg. 1993; 92(2):276–283, discussion 284

[17] Hage JJ, Karim RB, Laub DR, Sr. On the origin of pedicled skin inversion vaginoplasty: life and work of Dr Georges Burou of Casablanca. Ann Plast Surg. 2007; 59(6):723–729

[18] Hess J, Rossi Neto R, Panic L, Rübben H, Senf W. Satisfaction with male-to-female gender reassignment surgery. Dtsch Arztebl Int. 2014; 111(47):795–801

[19] Huang TT. Twenty years of experience in managing gender dysphoric patients: I. Surgical management of male transsexuals. Plast Reconstr Surg. 1995; 96(4):921–930, discussion 931–934

[20] Kaiser C, Stoll I, Ataseven B, Morath S, Schaff J, Eiermann W. Vaginal hysterectomy and bilateral adnexectomy for female to male transsexuals in an interdisciplinary concept. Handchir Mikrochir Plast Chir. 2011; 43(4):240–245

[21] Karim RB, Hage JJ, Mulder JW. Neovaginoplasty in male transsexuals: review of surgical techniques and recommendations regarding eligibility. Ann Plast Surg. 1996; 37(6):669–675

[22] Lee GK, Lim AF, Bird ET. A novel single-flap technique for total penile reconstruction: the pedicled anterolateral thigh flap. Plast Reconstr Surg. 2009; 124(1):163–166

[23] Masumori N. Status of sex reassignment surgery for gender identity disorder in Japan. Int J Urol. 2012; 19(5):402–414

[24] Monstrey S, Hoebeke P, Selvaggi G, et al. Penile reconstruction: is the radial forearm flap really the standard technique? Plast Reconstr Surg. 2009; 124(2):510–518

[25] Morath S, Papadopulos N, Schaff J. Operative management and techniques of mastectomy in female-to-male transsexuals. Handchir Mikrochir Plast Chir. 2011; 43(4):232–239

[26] Mühsam R. Chirurgische Eingriffe bei Anomalien des Sexuallebens. Ther Ggw. 1926; 67:451–455

[27] Perovic SV, Stanojevic DS, Djordjevic ML. Vaginoplasty in male transsexuals using penile skin and a urethral flap. BJU Int. 2000; 86(7): 843–850

[28] Rossi Neto R, Hintz F, Krege S, Rubben H, Vom Dorp F. Gender reassignment surgery—a 13 year review of surgical outcomes. Int Braz J Urol. 2012; 38(1):97–107

[29] Sadove RC, McRoberts JW. Total phallic reconstruction with the free fibula osteocutaneous flap. Plast Reconstr Surg. 1992; 89(5):1001

[30] Santanelli F, Scuderi N. Neophalloplasty in female-to-male transsexuals with the island tensor fasciae latae flap. Plast Reconstr Surg. 2000; 105(6):1990–1996

[31] Schaff J, Papadopulos NA. A new protocol for complete phalloplasty with free sensate and prelaminated

osteofasciocutaneous flaps: experience in 37 patients. Microsurgery. 2009; 29(5):413–419

[32] Scholten MM, Grundentaler R, Bull S, Küntscher MV. Variety of the radial forearm phalloplasty with respect to urethral construction—a review. Handchir Mikrochir Plast Chir. 2013; 45(4):211–216

[33] Selvaggi G, Ceulemans P, De Cuypere G, et al. Gender identity disorder: general overview and surgical treatment for vaginoplasty in male-tofemale transsexuals. Plast Reconstr Surg. 2005; 116(6):135e–145e

[34] Selvaggi G, Monstrey S, Hoebeke P, et al. Donor-site morbidity of the radial forearm free flap after 125 phalloplasties in gender identity disorder. Plast Reconstr Surg. 2006; 118(5):1171–1177

[35] Sohn M, Bosinski HA. Gender identity disorders: diagnostic and surgical aspects. J Sex Med. 2007; 4(5):1193–1207, quiz 1208

[36] Sohn MH, Hatzinger M, Wirsam K. Genital reassignment surgery in male-to-female transsexuals: do we have guidelines or standards? Handchir Mikrochir Plast Chir. 2013; 45(4):207–210

[37] Soli M, Brunocilla E, Bertaccini A, Palmieri F, Barbieri B, Martorana G. Male to female gender reassignment: modified surgical technique for creating the neoclitoris and mons veneris. J Sex Med. 2008; 5(1): 210–216

[38] Song R. Total reconstruction of the male genitalia. Clin Plast Surg. 1982; 9(1):97–104

[39] Stalla GK, ed. Therapieleitfaden Transsexualität. Bremen: Uni-med Verlag AG; 2006

[40] van Noort DE, Nicolai JP. Comparison of two methods of vagina construction in transsexuals. Plast Reconstr Surg. 1993; 91(7):1308–1315

[41] Wroblewski P, Gustafsson J, Selvaggi G. Sex reassignment surgery for transsexuals. Curr Opin Endocrinol Diabetes Obes. 2013; 20(6): 570–574

[42] Lumen N, Monstrey S, Ceulemans P, van Laecke E, Hoebeke P. Reconstructive surgery for severe penile inadequacy: phalloplasty with a free radial forearm flap or a pedicled anterolateral thigh flap. Adv Urol. 2008:704343.